# 新型コロナウイルス感染症に対抗する栄養成分

ビタミンD　マグネシウム　亜鉛
セレン　オメガ3　ビタミンC

医学博士
斎藤 嘉美 著

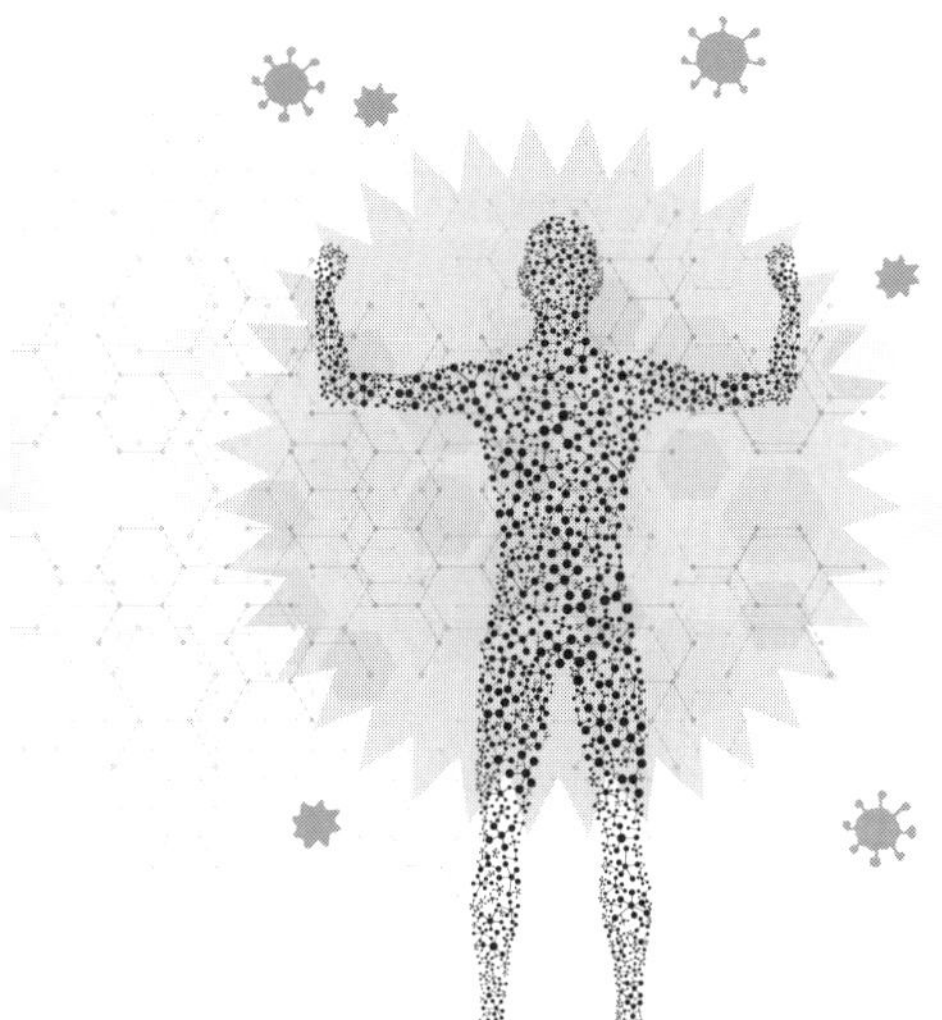

# はじめに

新型コロナウイルス感染症は２０１９年12月31日、中国湖北省武漢市から原因不明の肺炎の集団感染例として世界保健機関（ＷＨＯ）に最初の報告がありました。それから間もなく、日本を含む19ヵ国で症例が発生し、世界的な大流行（パンデミック）が始まりました。

日本では、２０２０年１月上旬に初めて確認されて以降、３年余りの間に感染者数は３３４２万１７８５人、死亡者数は７万３７４７人が八回の感染拡大中に認められています。なお、世界的には感染者数は７億６１４０万２２８２人、死亡者数は６８８万７０００人（ＷＨＯ、２０２３年３月29日現在）でした。

日本では、ウイルス変異により、第七波、第八波は感染者が多くなりましたが、ワクチンの接種や治療薬の登場により第七波では死亡者数および死亡率が少なくなりました（図１）。しかし、第八波では死亡者数および死亡率は多い傾向にあり、コロナによる死亡より高齢者の合併症の悪化による死亡が多いことがわかりました。

したがって、新型コロナウイルス感染症の発症機序（メカニズム）を理解した上で、予

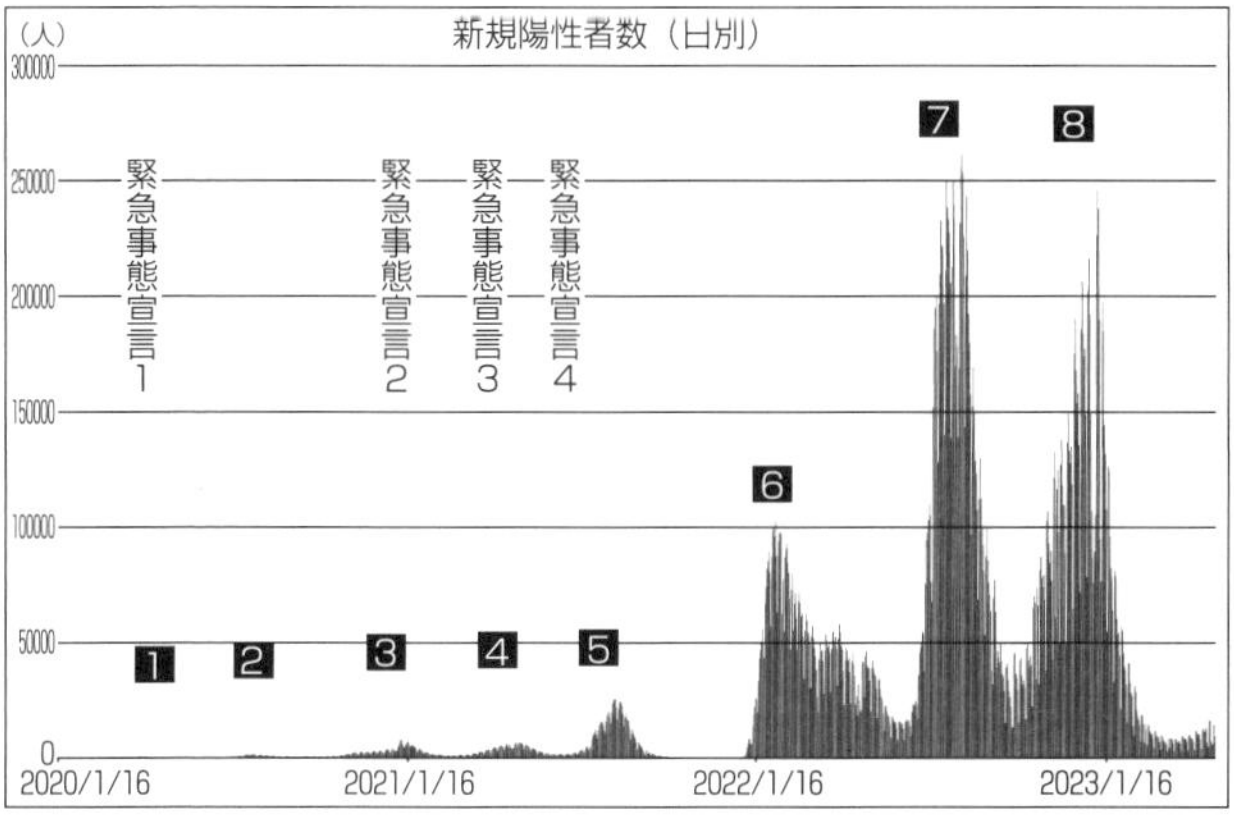


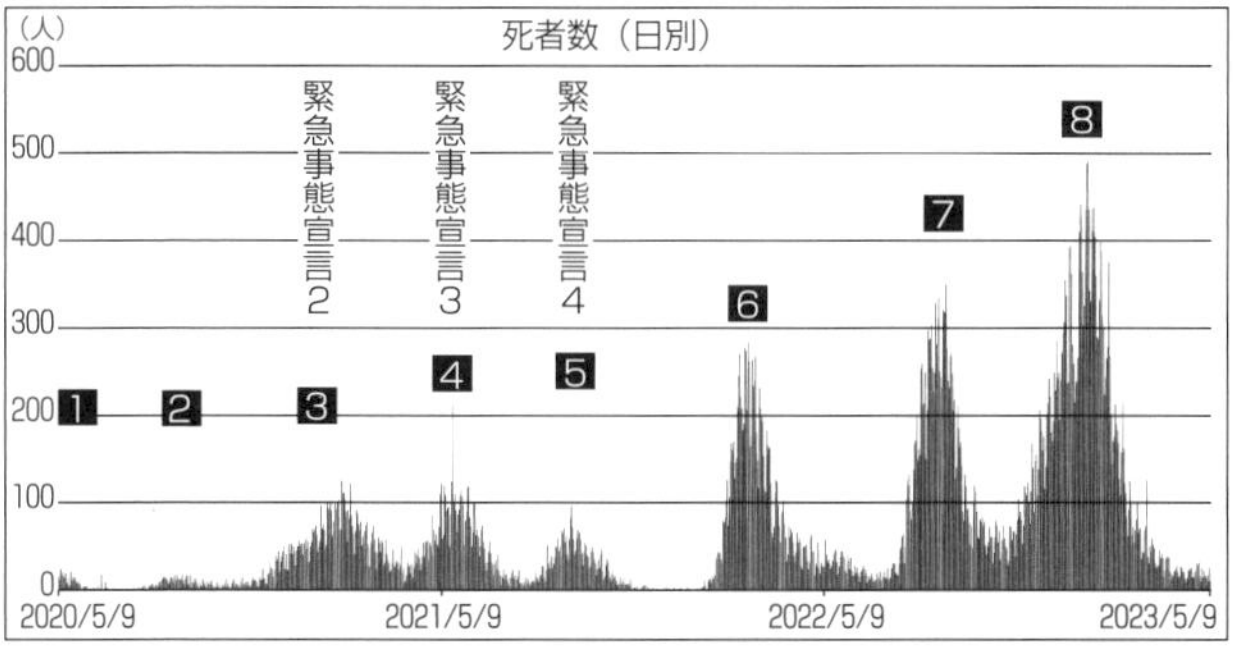


**図１　新規陽性者・死亡者数の推移（日別）**

（厚生労働省データを元に作成）

防・重症化防止のための規則正しい生活、手洗い、うがいなどの衛生管理、三密回避、換気、マスクの着用が大切になります。しかし、２０２３年５月８日以降、感染症法上の位置付けが二類から五類の感染症になり、規制が緩和されました。２０２２年夏より第九波が流行中であり、今後も繰り返し感染の拡大が起こることが懸念されますが、どのような栄養成分が免疫力を上げ、感染予防および重症化防止に有用かを検証しました。その結果、ビタミンD（VD）、マグネシウム（Mg）、亜鉛（Zn）、セレン（Se）、オメガ3脂肪酸（ω-3）そしてビタミンC（VC）などが期待されます。ビタミンDはすでに著書の『ビタミンDは長寿ホルモン』（第3版）で追記しましたが、以後、新たな情報もあり、改めて再考いたしました。

本書が少しでもコロナ禍から逃れ、以前の健全で楽しかった生活に戻ることに役立てば幸いです。

令和六年一月

齋藤　嘉美

# 目次

はじめに　2

## 第一部　「新型コロナウイルス感染症」を知る　11

第1章　コロナウイルスとは　12
第2章　新型コロナウイルスの命名　19
第3章　新型コロナウイルスの第八波までの流れ　21
第4章　新型コロナウイルスの感染性　23
　どのように感染するか　23
　ウイルスの潜伏期間・生存期間　25
第5章　新型コロナウイルス感染症の臨床的特徴と検査・治療　28
　症状　28
　重症化を来す要因　30
　サイトカインストーム　36
　病原体検査　38

血液検査・画像検査　41
治療方法　42
第6章　新型コロナワクチン　45
第7章　新型コロナウイルスに対する抗体　50
感染後の抗体　50
ワクチン接種後の抗体　51
感染後とワクチン接種後の抗体の比較　52
第8章　新型コロナウイルス後遺症（ロングコビット）　55
症状　56
発生機序　58
ロングコビットになりやすい病態　58
ワクチン接種はロングコビットに有効か　59
第9章　新型コロナウイルス感染症の予防　60

## 第二部 「新型コロナウイルス感染症」に対抗する栄養成分 65


第10章 新型コロナウイルス感染症の予防・重症化防止に期待される栄養成分 66

第11章 ビタミンD（VD） 67

ビタミンDと免疫系 69

ビタミンDと気道感染症 71

ビタミンDと新型コロナ感染症 73

血中ビタミンD濃度と新型コロナウイルス感染症との関係 74

新型コロナウイルス感染者へのビタミンD補充とその結果 79

ビタミンDはロングコビットに有用か 80

推奨されるビタミンDの摂取量 81

ビタミンDの多い食材など 81

第12章 亜鉛（Zn） 83

亜鉛欠乏症の要因 85

亜鉛欠乏症の症状・所見 86

亜鉛と免疫 86

亜鉛と気道・呼吸器感染症　87
亜鉛と新型コロナウイルス感染症　89
亜鉛の多い食材　94

第13章　マグネシウム（Mg）　96
マグネシウム欠乏と免疫系　97
日本人のマグネシウム摂取量　98
マグネシウムと新型コロナウイルス感染症　99
新型コロナウイルス感染症におけるマグネシウムの臨床研究　100
マグネシウムとロングコビット　103
マグネシウムの多い食材　103

第14章　セレン（Se）　105
セレンを含む食材と摂取量　106
セレン欠乏と心臓疾患　107
セレンと癌　108
セレンの過剰摂取による影響　109
セレンとウイルス感染症　110

セレンと免疫　111
セレンと新型コロナウイルス感染症　112

第15章　オメガ3脂肪酸（ω-3）　116
ω-3と肺感染症　118
ω-3と新型コロナウイルス感染症　119
ω-3と食事摂取量　123

第16章　ビタミンC（VC、アスコルビン酸）　125
ビタミンCの多彩な生理作用　127
ビタミンCと免疫　128
ビタミンCと呼吸器感染症　129
ビタミンCと新型コロナウイルス感染症　130
ビタミンCとビタミンDとの関係　132
ビタミンCの多い食材　132

第17章　非薬物的予防　135
唾液の分泌増強　135
口腔ケア　137

歯磨き成分、口腔洗浄成分 139
唾液中のIgAを増やす食材 140
日常生活を規則的に送るための11カ条 140

おわりに 142

表紙・カバー製作／株式会社エレウ

# 第一部

# 「新型コロナウイルス感染症」を知る

# 第1章　コロナウイルスとは

コロナウイルスが最初に人から分離されたのは1960年代で、それから今回の新型コロナウイルスの出現までの間に人に感染するコロナウイルスは六種類が報告されています。そのうち四種類は通常の風邪を引き起こすウイルスで、残りの二種類は2002年流行の重症急性呼吸器症候群（SARS、サーズ）を引き起こしたウイルスと、2012年に出現した致死率50％の中東呼吸器症候群（MERS、マーズ）を引き起こしたウイルスです。

風邪を引き起こす四種類のコロナウイルスは、主に小児に感染し、サーズやマーズのウイルスは大人の感染が多いのですが、その理由は謎です。各々の特徴は（表1）の通りで、新型コロナウイルスがいかに感染者・死亡者が多いかがわかります。

ルーら（2020年）は新型コロナウイルスのゲノム（遺伝子）配列を系統解析し、その由来を検討しています。武漢市の海鮮市場を訪れた8人を含む9人の入院患者から採取したサンプルよりウイルス株を培養分離し解析したところ、全員のゲノム配列は99・98％

| ウイルス名 | 風邪のコロナ | SARS-COV-1（サーズ） | MERS-COV（マーズ） | SARS-COV-2（新型コロナ） |
|---|---|---|---|---|
| 感染症名 | 風邪 | SARS 重症急性呼吸器症候群 | MERS 中東呼吸器症候群 | 新型コロナウイルス感染症 |
| 発生年 | 毎年 | 2002〜2003年（終息） | 2012年〜 | 2019年〜 |
| 発生地域 | 世界中 | 中国広東省 | アラビア半島とその周辺地域 | 中国湖北省武漢市 |
| 死亡者数/感染者数 | 不明/77億 | 774/8098（終息） | 935/2578（2020.12.15時点） | 6887000/761402282（2023.3.29時点） |
| 感染者年齢 | 多くは6歳以下 | 0〜100歳（平均41歳）※1 | 0〜99歳（平均50歳）※1 | 0〜133歳（平均38歳）※1※2 |
| 主症状 | 鼻炎、咳、上気道炎、下痢 | 咳、高熱、肺炎、下痢 | 咳、高熱、肺炎、下痢 | 咳、高熱、肺炎 |
| 重症者の特徴 | 重症化しない | 糖尿病などの慢性疾患、高齢者 | | |
| 感染経路 | 咳、飛沫、接触 | 咳、飛沫、接触、便 | 咳、飛沫、接触 | 咳、飛沫、接触、空気 |
| 宿主動物 | 人 | キクガシラコウモリ（中国南部） | ヒトコブラクダ（中東、アフリカ） | 海鮮市場で売られていた動物がコウモリから感染 |

※1　小児では重症化しない　※2　年齢は香港の元資料より

**表1　コロナウイルスの特徴**

（国立感染症研究所 HP より一部改変）

以上の同一性があり、ウイルスが生じてからの時間経過が短いことが示唆されました。さらに、他のコロナウイルスゲノムとの系統検討解析を行ったところ、サーズ、マーズの病原体とはそれぞれ同一性が79％、59％と低いことがわかりました。新型コロナウイルスはコロナ由来ではあるけれども同一ではなく、恐らく海鮮市場で売られていた動物がコウモリから感染して中間宿主となり、ゲノム配列が変化したものと推測されました。また、サーズと同じ受容体（ＡＣＥ２）が感染に使用されていることもわかりました。

**【補充知識】受容体**

「受容体」とは生物の体において外部からの刺激を受け取る「部分」を指します。人体における受容体は体内の器官（目、耳など）であったり、刺激を受け取る細胞であったり、さらには細胞の一部（タンパク質）であったりしますが、本書においては新型コロナウイルスが感染・増殖するために人体の細胞に入り込む際に利用するヒトの細胞の一部（タンパク質）を指します。つまり、新型コロナウイルスはヒトの細胞にあるＡＣＥ２受容体を利用してヒトの細胞内に入り込み、増殖するのです。

コロナウイルスは形態が王冠（crown）に似ていることから、ギリシャ語で王冠を意味するコロナ（corona）という名前が付けられました。

新型コロナウイルスには脂質二重膜のエンベロープという袋の中にヌクレオカプシド

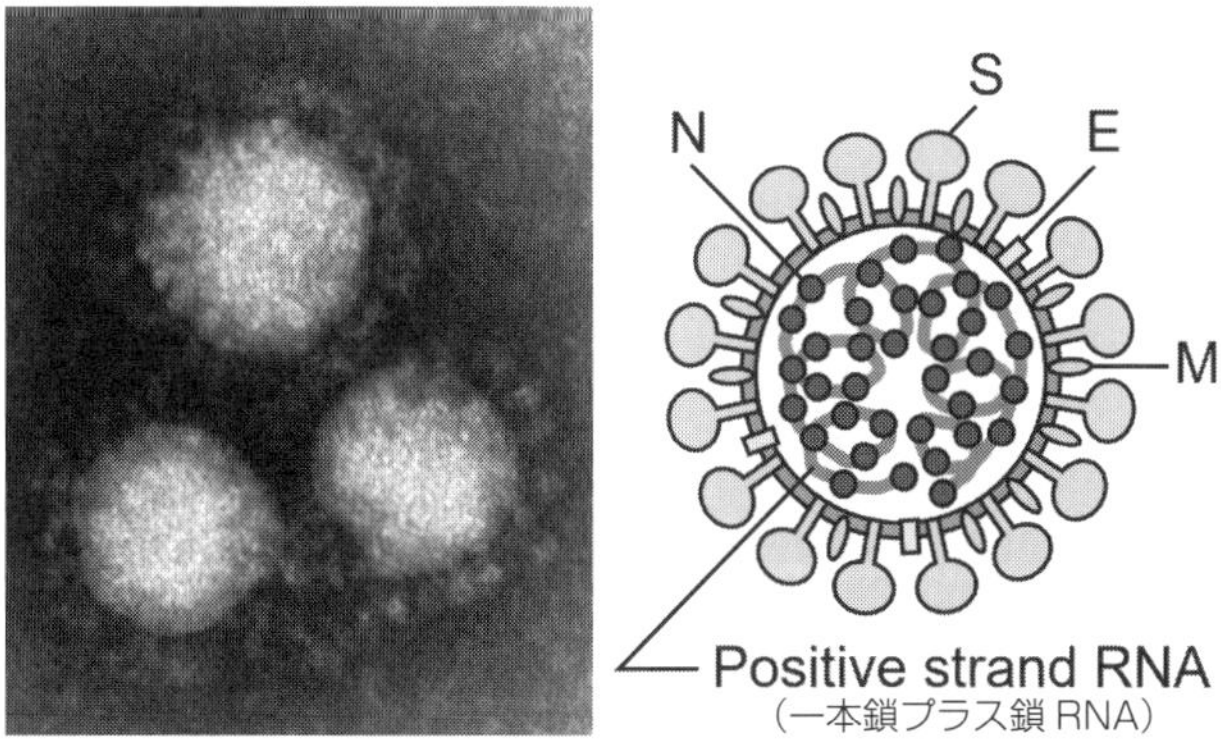


脂質二重膜のエンベロープの中に N タンパク質（N）に巻きついたプラス鎖の一本鎖 RNA（リボ核酸）のゲノムがある。エンベロープ表面にスパイク（S:Spike）タンパク質、エンベロープ（E:Envelope）タンパク質、膜（M:Membrane）タンパク質が配置されている。

**図２　新型コロナウイルスの構成と電子顕微鏡写真**

（国立感染研究所 HP より）

（Ｎ）タンパク質に巻き付いた一本鎖のゲノム（遺伝子）があり、エンベロープ表面には、

・スパイク（Ｓ）タンパク質
・エンベロープ（Ｅ）タンパク質
・膜（Ｍ）タンパク質

の構造タンパク質が配置されています（図２）。新型コロナウイルスのゲノム（遺伝子）は、ＲＮＡウイルス（ＲＮＡのゲノムを持つウイルス）の中では最大の大きさで、直径約０・１マイクロメートルになります。

　スパイク（Ｓ）タンパク質は重要なウイルスの鍵で、ヒト細胞上のウイルス受容体であるＡＣＥ２（Angiotensin-

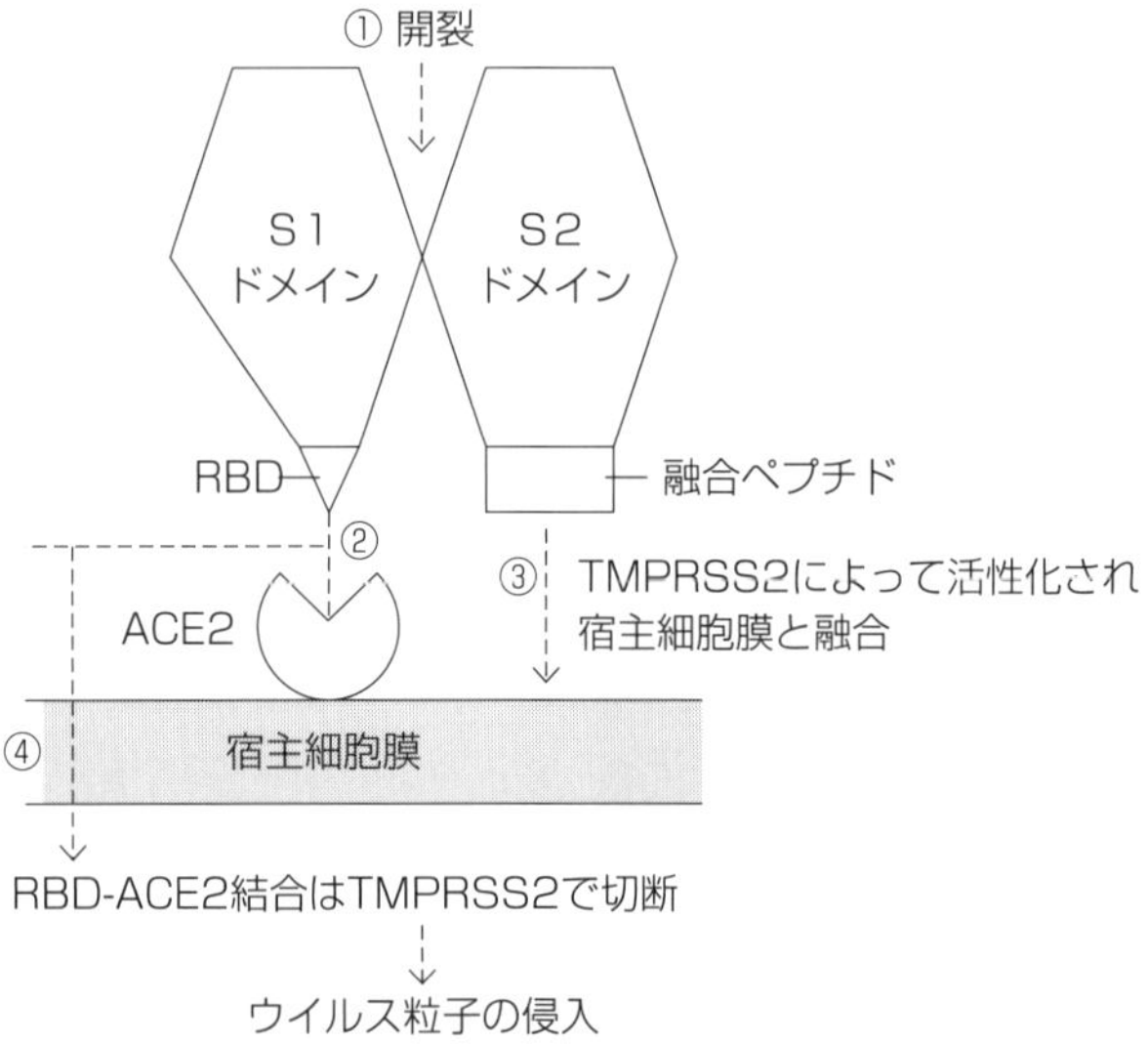


**図3　Sタンパクの侵入までのメカニズム**

converting enzyme 2 の略称。アンジオテンシン変換酵素2ともいう）と結合する分子です。ウイルスがヒト細胞に侵入するために、ドメイン（タンパク質ドメイン。生物を構成するタンパク質の中で、独自の構成や機能を持つ部分）が$S_1$と$S_2$に開裂され、$S_1$に存在する受容体結合ドメイン（RBD）がヒト細胞（宿主細胞）のACE2と結合する必要があります（図3）。次に、$S_2$が宿主細胞のトランス膜プロテアーゼ・セリン2（TMPRSS2）によって活性化され、融合ペプチドを介して宿主細胞膜と融合します。最後にRB

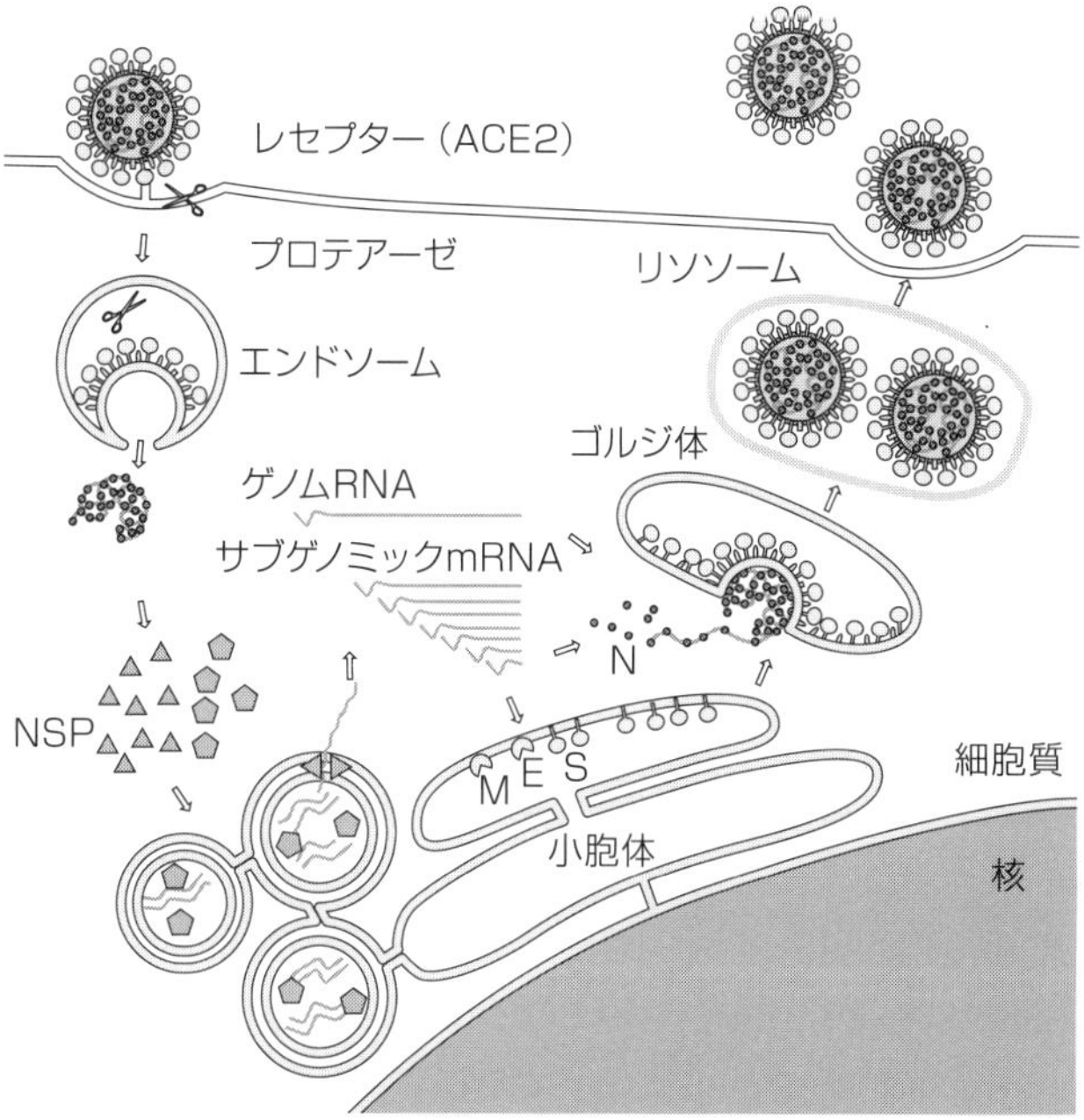


**図４　新型コロナウイルスの細胞内機序**

（松山州徳、2021 年）

DとACE2の結合がTMPRSS2によって切断され、ウイルスが宿主細胞に侵入するという複雑なメカニズムです。

さらに構造タンパクの一群は、小胞体（エンドソーム）という細胞質内の袋に入った後にゴルジ体という別の袋に移り、新しく複製されたRNAと共にウイルス粒子の構造形成に関与します（図４）。そして、多くのウイルス粒子が細胞外に放出され、近くの細胞に次々と感染します。
　なお、ウイルスの非構造タンパク質（ＮＳＰ）はウイルスの合成には関与しませんが、宿主細胞の坑ウイルスサイトカイン（Ⅰ型インターフェロン）産生（細胞により物質が産み出されること）を抑制するため、細胞内でウイルスが思うように増殖できるのです。

**【補充知識】アンジオテンシンとACE（アンジオテンシン変換酵素）**

　本書では「アンジオテンシンⅠ／Ⅱ」と「ＡＣＥ（アンジオテンシン変換酵素）１／２」という用語が頻出するため、これらの用語について解説します。まず「アンジオテンシン」とは血圧を上げる為に必要な物質です。血圧が低い場合などに血液中で「アンジオテンシンⅠ」という物質が作られます。これがＡＣＥという変換酵素を通じて「アンジオテンシンⅡ」になると血圧が上がります。しかし、この「アンジオテンシンⅡ」が過剰に産生されると高血圧や体内に炎症を起こす原因となります。この時に役立つのがＡＣＥ２という酵素です。ＡＣＥ２は、逆にアンジオテンシンⅡを不活化し、血圧を下げる働きがあります。このように、普段は血圧の降下など健康維持に重要な働きをするＡＣＥ２ですが、新型コロナに対してはウイルスが細胞に侵入するための経路として利用されてしまいます。

# 第2章　新型コロナウイルスの命名

新型コロナウイルス感染症は世界的にCOVID−19（corona virus disease 2019）が正式名で、ＷＨＯが名付けました。米国のトランプ前大統領は「チャイナウイルス」「武漢ウイルス」などと呼んでいたそうですが、差別的言動と指摘されています。誤解や偏見を避けるために中立的な名称が好ましいということで世界の共通認識で名称を決めたわけです。

ＷＨＯは２０２１年5月31日付けで、新型コロナウイルスの変異種のうち「懸念される変異株」（ＶＯＣ variant of concern）４種についてギリシャ文字を使った呼び名を付けました。また、２０２１年９月２日にはＶＯＣに準ずる「注目すべき変異株」（ＶＯＩ variant of interest）５種にもギリシャ文字の名前が割り振られ、一度ＶＯＩに指定されて名前がついた後に除外された3種（ε：イプシロン、ζ：ゼータ、θ：シータ）を含め、十二個のギリシャ文字が使われました。なお、２０２３年12月現在ではオミクロン（ο）株まで変異していいます（図5）。

日本では、２０２１年にアルファ（α）株による第四波、デルタ（δ）株による第五波

| 変異株 | 記録上、最初に確認された時期 | 日本で確認 |
|---|---|---|
| αアルファ | 2020年　9月 英国 | ○ |
| βベータ | 2020年　5月 南アフリカ | ○ |
| γガンマ | 2020年 11月 ブラジル | ○ |
| δデルタ | 2020年 10月 インド | ○ |
| εイプシロン | 2020年　3月 米国 | — |
| ζゼータ | 2020年　4月 ブラジル | — |
| ηイータ | 2020年 12月 英国・ナイジェリア | △ |
| θシータ | 2021年　1月 フィリピン | — |
| ιイオタ | 2020年 11月 米国 | — |
| κカッパ | 2020年 10月 インド | ○ |
| λラムダ | 2020年 12月 ペルー | △ |
| μミュー | 2021年　1月 コロンビア | △ |
| νニュー | 使用されず | |
| ξクサイ | 使用されず | |
| οオミクロン | 2021年 11月 南アフリカ等 | ○ |
| πパイ〜ωオメガ | 未使用 | |

△・・・検疫でのみ確認

**図5　新型コロナウイルスの変異株**

（WHO、東京都保健医療局の資料より作成）

を経験し、２０２２年１月初旬よりオミクロン（ο）株に起因する第六波が始まりました。オミクロン株出現までのＶＯＣに比べ、オミクロン株の遺伝子変異は多彩で、ウイルスゲノム（遺伝子）の全長で45〜52個、Ｓタンパク質で26〜32個のアミノ酸変異が想定されています。

# 第３章　新型コロナウイルスの第八波までの流れ

日本では２０２０年１月15日に最初の感染者が確認されてから３年以上が経過し、２０２３年３月29日には国内感染者・死亡者は前述のように３千万人・７万人を超えています。なお、最初の感染者の確認から２週間足らずの１月28日、新型コロナウイルス感染症は感染症法上の二類感染症に指定されました。感染症法は危険な感染症の流行を防ぐ目的で作られた法律ですが、一類から三類までは強い感染力と重篤性をもつ感染症が指定され、都道府県知事による感染を防止するための措置が可能となります。新型コロナウイルス感染症は二類に分類され、早期からその脅威が認識されていました。

武漢由来の従来株の流行が３度続いた後に変異株が出現しました。２０２１年春の第四波ではアルファ株、同年夏の第五波は重症化率の高いデルタ株が流行しました。

２０２０年４月頃の第一波では全国の１日の新規感染者数のピークは７２０人で、緊急事態宣言効果で減少がみられました。その年、夏の第二波の全国感染者数のピークは約１６００人でした。冬に入って第三波が起こり、２０２１年１月１日にピークは８０００人を超えました。

第四波は２０２１年４月頃に感染者数が増加し、ピークは約７０００人でした。その後、２０２１年７月下旬頃より第五波となり、全国のピークは８月に２５０００人、東京都だけでも１日の新規感染者数が５０００人を超えました。同年９月以降は減少傾向が続き、９月末には緊急事態宣言やまん延防止など重要措置の全面解除が決定されました。一方、この時点で世界ではデルタ株による大規模流行の最中でした。

現象論として第一波から第五波までは４カ月周期で非常に規則正しく波がやってきています。そして、２カ月後にピークを迎え、急速に下降しています。ＷＨＯによる世界の感染者数と死亡者数のデータからも、４カ月周期の同じ傾向がみられるといわれていました。

しかし、第七、八波は多少ずれがあるようです。２０２２年に流行した強い感染力を持つ第六波のオミクロン株は爆発的に広がりましたが、デルタ株よりも重症化率が低いことや、ワクチン接種の普及、治療薬の出現に伴い、死亡率は低下しました。しかし、第八波では合併症（脳心血管病、腎臓病、糖尿病、悪性新生物、免疫不全など）のある高齢者の間で感染による衰弱を原因とする死亡例が増えています。

# 第４章　新型コロナウイルスの感染性

## ◎どのように感染するか

新型コロナウイルスの感染は飛沫感染と接触感染が主と考えられています。飛沫感染とは感染者の咳やくしゃみなどで飛ぶ体液の粒子（飛沫）にウイルスが含まれており、他人の口腔・鼻腔・目などの粘膜に付着して感染することで、近距離での会話や発声などでも起こります。接触感染とは感染者が口や鼻や目などに触り、その手で触った物を他人が触り、さらに口や鼻などに触って起こる感染です。感染者と他人が同じ飲食物を手にすることでも起こります。

さらに、密閉空間では細かい粒子が漂って感染が起こる空気感染の可能性も指摘されており（図6　堀賢、２０２２年）、ＷＨＯでも換気不十分な環境での空気感染を認めています。この空気感染はマイクロ飛沫によるエアロゾル感染であり、２～10メートル位の空間内に漂う病原体を含むマクロ飛沫の吸引により感染する結核菌などの空気感染とは異なります。

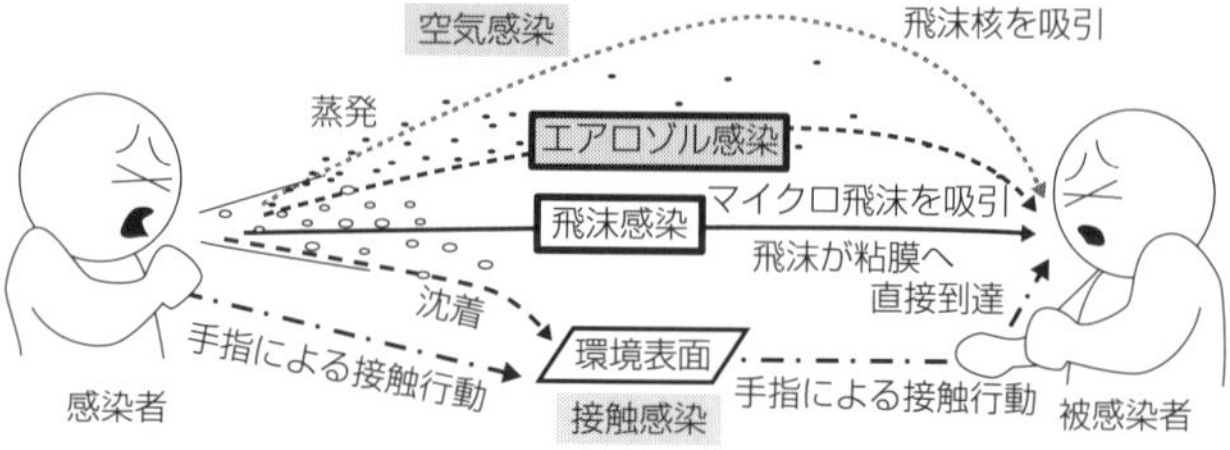


**図6　新型コロナウイルスの感染経路**

（堀賢、2022年）

飛沫とエアロゾルの違いは、飛沫は径5マイクロメートル以上で2メートル先まで到達しますが、遮蔽物や十分な距離を確保し、感染者のマスク着用などで防止出来ます。一方、エアロゾルは径5マイクロメートル以下で、7～8メートル先まで漂って到着します。ただし、飛沫に比べ質量が小さいため直進する力は弱く、気流に乗って空間に広がり漂うので、換気により希釈することで感染のリスクを下げられます。したがって、三密（密集、密接、密閉）対策が必要です。また、エアロゾルは暖かい呼気に含まれるため、放出後上昇して天井に向かい、遮蔽物があっても上方や側方から回り道をしていくので、換気設備の排気は天井付近に、給気は下の方に設置するとよいとされています。

乗物などの密室空間リスクは感染者の行動や移動がリスクにつながります。２０２０年３月、飛行機内でマスク着用なしで激しい咳の患者があり、15人の感染者が発生していますが、航空機の換気システムはかなり効率が良く、稼働3分で機内の空気がすべて入れかわるため、現在では問題ないとされています。

新幹線も窓を開けられない密室ですが、列車内の空気を再循環させ、外気も取り込み、車内の空気は6～8分で入れかわっています。

バスについても、観光バスではエアコンをつけていれば窓を閉めていても約5分で換気出来ており、路線バスでは窓を開けた上で換気機能を使い、約3分で車内の空気が入れかわっています。２０２０年11月に某区内の会社主催の観光バスツアーで、参加者12人が感染した報告がありました。間隔を空けて座り、窓を開け換気もしていましたが、カラオケをしていたためでした。

## ◎ウイルスの潜伏期間・生存期間

レスラーら（２０２０年）は２０２０年1月4日から2月24日の間に新型コロナウイルス感染確定の中国湖北省以外の省や国、地域での１８１例の曝露（ウイルス等が体内に入ったり皮膚に触れるなど、直接さらされること）日と発症日が同定された症例について検討したところ（中国患者73例、日本を含む24カ国、地域の患者１０８例）、推定潜伏期間は中央値が5・1日で、97・5%の患者が感染から11・5日以内に発症し、10日間の検疫終了後に患者1万人につき101人が発症したとしています。これは、2002年〜2004年に流行したサーズの潜伏期間と同等です。なお、マーズの平均潜伏期間は5〜7日、普通感冒（風邪）の原因であるヒトコロナウイルスは3日です。

ただし、変異型オミクロン株（第六波以降）では、BA・1（第六波の主流）では3・27日、BA・2（第七波の主流）では2・64日と短くなっており、これは増殖能力が高くなっている可能性が考えられています。

NIH（アメリカ国立衛生研究所）などのアメリカ研究グループ（2020年）では、サーズ及び新型コロナ両ウイルスについて、エアロゾル状態や物体表面での安定性を実験して評価しています。新型コロナウイルスはエアロゾルでは3時間、銅の表面では4時間、段ボール表面では24時間、プラスチックまたはステンレスでは2〜3日間検出され、エアロゾルや物体表面に付着したウイルスがヒトに感染する可能性を示唆しています。ただし、表面での安定性は両ウイルスで同等であり、新型コロナウイルスでより大きなアウトブレイクが発生した原因としては、安定性の問題以外にも上気道内のウイルス量や無症状の感染者からのウイルス排出・伝播が関連していた可能性があるとしています。

広瀬亮平ら（２０２０年）も法医学的解剖検体から採取した皮膚を用いて病原体安定性評価を検討しています。皮膚モデルや物体表面に新型コロナウイルス及びインフルエンザA型ウイルスを塗布し、表面上でのウイルスの生存期間を評価しています。

その結果、ステンレススチール、耐熱ガラス、プラスティックなどの物体における生存期間はインフルエンザウイルスで約６～12時間、新型コロナウイルスでは約58～86時間、ヒト皮膚における生存期間はインフルエンザウイルスで約１・８時間、新型コロナウイルスで約９時間となりました。皮膚におけるウイルスの生存期間は物体表面と比較して大幅に短く、ヒト皮膚はウイルスの生存に不向きであることが示唆されました。また、新型コロナウイルスはインフルエンザウイルスに比べて長期にわたり感染力を保ち続けることも明らかとなりました。なお、80％エタノール曝露には両ウイルスとも15秒間で完全に不活化し、アルコール消毒の有効性が認められました。

# 第5章　新型コロナウイルス感染症の臨床的特徴と検査・治療

## ◎症状

多くは曝露から5～6日で発症しますが、オミクロン株では3日前後と短くなっています。症状は発熱、咳・痰・咽頭痛などの呼吸器症状、頭痛、倦怠感、筋肉痛、関節痛などが多く見られ、目や鼻の症状は少なく、吐き気・嘔吐・下痢などの消化器症状も少ないようですが、消化器症状のみの例も10％位みられるとの報告（マオら、２０２０年）もあります。

感冒（風邪）やインフルエンザに似た症状が多いですが、嗅覚や味覚の異常が特異的で3割以上の頻度で報告されています（ギャコメリーら、２０２０年）。

本邦でも１００例の患者で嗅覚障害は45％、味覚障害は44％、両方障害も41％と多く、若年者でより高度に発現しているとされています（森裕介ら、２０２２年）。ただし、オミクロン株ＢＡ・１系統流行期では嗅覚障害の発生頻度は減少しましたが、ＢＡ・５系統

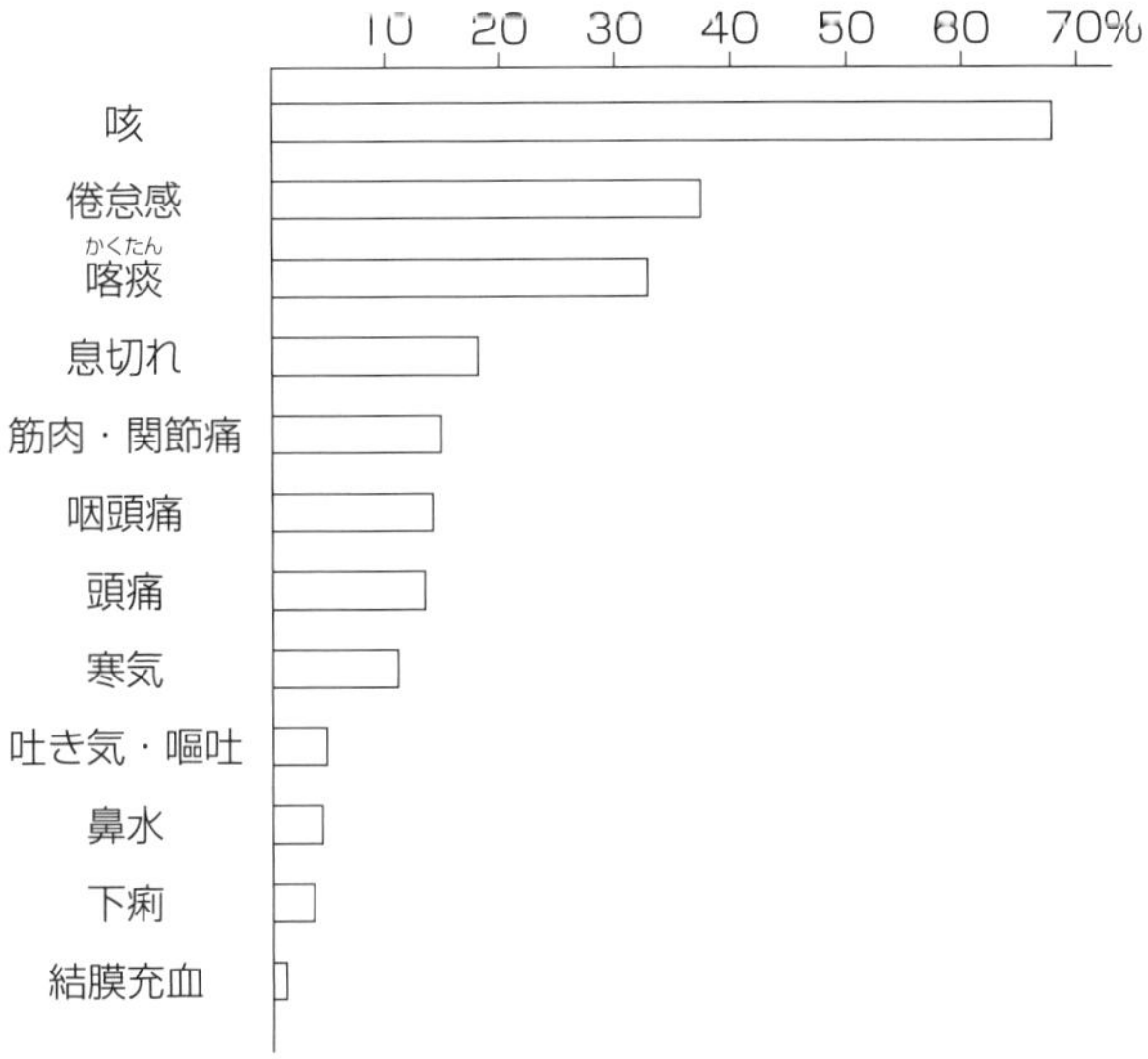


**図７　新型コロナウイルスの症状の頻度**

（グァンら、2020 年）

流行期では再び増加しているようです。

　中国での臨床的特徴（グァンら、２０２０年）について、１０９９例の感染患者の症状は（図７）の通りで、咳、倦怠感、痰、筋肉痛、関節痛、咽頭痛の順で多く認められています。

　無症状の感染者も少なくありません。有名なクルーズ船、ダイヤモンドプリンセスでアウトブレイクした際には、３７１１人の乗客および乗員中７１２人が本症に感染し、そのうち４１０人（58％）が検査時には無症状でした。しかし、この無症候性患者のうち96人が日本の病院に入院し、3~7日後に11人が発症しています。また、船中で検査陰性の32人の船員中8人が病院に到着後72時間以内に検査陽性となりましたが、やはり無症状でした（桜井ら、2020年）。

鈴木基（2020年）も診断時に症状が無かった検査陽性30例のうち、15例（50%）で平均3・5日後に症状が出現し、そのうち5例は人工呼吸器導入に到ったと報告しています。

診断時に無症状でも油断せず十分なフォローアップが必要です。

## ◎重症化を来す要因

中国武漢市からの帰国者調査でも発症後短期間で重症化することが指摘されています。重症化の危険因子としては高齢、脳心血管病、慢性腎臓病、糖尿病、高血圧、悪性腫瘍（特に免疫抑制薬使用による免疫不全）、肥満、慢性閉塞性肺疾患（COPD）、喫煙などが挙げられます。また、特に男性は重症化しやすい傾向にあります。

高齢者は共存している疾患が多く、かつ老化した免疫系（免疫機能の低下）すなわち、細胞老化（セネッセンス）のため、コロナにかかりやすく、重症化しやすいとされています。

| | 65歳以上 | | 50〜64歳 | | 40〜49歳 | |
|---|---|---|---|---|---|---|
| | リスクなし | あり | なし | あり | なし | あり |
| 慢性閉塞性肺疾患 | 5.63 | 13.42 | 0.33 | 3.56 | 0.08 | 0 |
| 糖尿病 | 5.47 | 8.15 | 0.29 | 1.16 | 0.07 | 0.65 |
| 脂質異常症 | 5.78 | 5.99 | 0.35 | 0.53 | 0.08 | 0.28 |
| 高血圧症 | 5.42 | 7.03 | 0.33 | 0.66 | 0.06 | 0.57 |
| 慢性腎臓病 | 5.30 | 17.97 | 0.31 | 6.59 | 0.07 | 1.42 |
| 悪性腫瘍 | 5.40 | 11.77 | 0.33 | 2.28 | 0.08 | 0.47 |
| 肥満 | 5.69 | 7.69 | 0.32 | 1.35 | 0.06 | 0.84 |
| 喫煙 | 5.53 | 6.93 | 0.36 | 0.55 | 0.08 | 0.10 |
| 免疫抑制 | 6.64 | 14.39 | 0.44 | 2.07 | 0.14 | 0 |

※単位はパーセント

**表2　重症化リスクごとの致死率**

（厚生労働省資料より作成）

一方、小児は新型コロナにかかりにくいとされており、感染しても軽症もしくは無症状で済むことが多いようです。これは免疫系が素早くウイルスをやっつけて排除してしまう可能性、ウイルス開裂後、不可逆性ヌクレオカプシドタンパク質に対する抗体（通常ウイルスが体内に広がった時に放出される）が検出されないこと、生まれながら備わっている強力な自然免疫の可能性、そして最も可能性の高い抵抗性としてウイルスの侵入門戸であるACE2受容体が少ないことなどがいわれています。

厚生労働省では2021年4月〜6月に32万人超の日本人データを分析し、年齢別、基礎疾患の有無で致死率を比較し公表しています（表2）。その結果、65歳以上で基礎疾患がある方がない方より致死率が高くなる傾向が認められました。ただし高血圧、糖尿病、脂質異常症、肥満、喫煙ではリスクは高くなりますが有意差（誤差ではない、意味のある差）はありません。40～49歳では基礎疾患があっても致死率は0～1％にとどまっていました。50～64歳では慢性腎臓病、慢性閉塞性肺疾患で若干高い傾向がみられましたが、やはり高齢者よりは低い結果でした。

慢性閉塞性肺疾患と喫煙はウイルス侵入受容体であるACE2の小気道上皮（気道の表面）での発現を増加させることがリュウンら（2020年）によって報告されています。慢性閉塞性肺疾患の患者（喫煙者10人、非喫煙者9人）、健康な喫煙者8人を対象として、胸部手術により得られた肺組織を調べると、ACE2に対する抗体染色により、閉塞性肺疾患患者および喫煙者で気道上皮でのACE2発現の増加が確認されました。

肥満については、体格指数（BMI）が35～40の人はコロナで死亡する確率が40％増加、40以上で90％増加するとされています。肥満と新型コロナの関係についてはケンブリッジ大のオー・ラヒリ（2020年）が、

① 脂肪量の増加、とくに肝臓と骨格筋に増加すると代謝が阻害され、炎症性サイトカイン上昇、アディポネクチン（肺を直接保護する分子）低下

②　脂肪が肺内で増加し、ウイルス処理を阻害する（太胸、太鼓腹など）
　という2つの事象が起こるためとしています。

また、男性の方が女性より新型コロナによる死亡率が高いとされています。２０２０年12月末に厚生労働省が発表した国内死亡者数は男性１８９８人、女性１２１４人で、死亡率は男性１・６％、女性１・２％でした。イギリスなどのチームも２０２０年1月～6月までに報告された約３１１万人の感染症例を分析し、死亡率は男性の方が1・39倍高かったとしています。過去の感染症でも死亡率はサーズで1・67倍高く、マーズでも男性52％、女性23％の死亡率でした。

アメリカのエール大（２０２０年8月）が感染者男女98人のサイトカイン量や免疫細胞の働きを調査したところ、女性の方が獲得免疫が活性化していたほか、男性の方がサイトカインが高く、とくに高齢男性では自然免疫で過剰な反応が起き、獲得免疫反応は低下傾向が認められています。自然免疫が強くなり、獲得免疫が弱くなるのは男女共通の傾向で老化で起こると考えられていますが、男性の方が免疫システムの老化がより強いことが重症化につながると推定されています。

【補充知識】サイトカインとは

ところで「サイトカイン」という言葉は、なかなか馴染みの薄い言葉かと思いますが、これは細胞から放出される情報伝達物質の総称を言います。細胞同士が、この「サイトカイン」と呼ばれる特殊なタンパク質で情報伝達を行うことで、人体内に様々な反応が起こります。反応の種類としては免疫系・炎症系の反応が多く、主に細菌やウイルス、がん細胞などから人体を守るために放出されています。

「サイトカイン」に使われる伝達物質としてはインターフェロン（ＩＦＮ）、インターロイキン（ＩＬ）、腫瘍壊死因子（ＴＮＦ）などが知られています。

なお、感染症などの原因によって大量のサイトカインが放出される現象を「サイトカインストーム」といい、これにより免疫反応の暴走が起こると、人体に非常に危険な影響を及ぼします（詳細は36ページ参照）。

イギリスのクラークら（２０２０年）は重症化危険因子を１つ以上有する割合を国際的に分析しています。重症化の危険因子となる基礎疾患は、心血管病、慢性腎臓病、糖尿病、慢性呼吸器疾患で、これらを有する人を世界および１８８カ国・地域で年齢別と男女別に

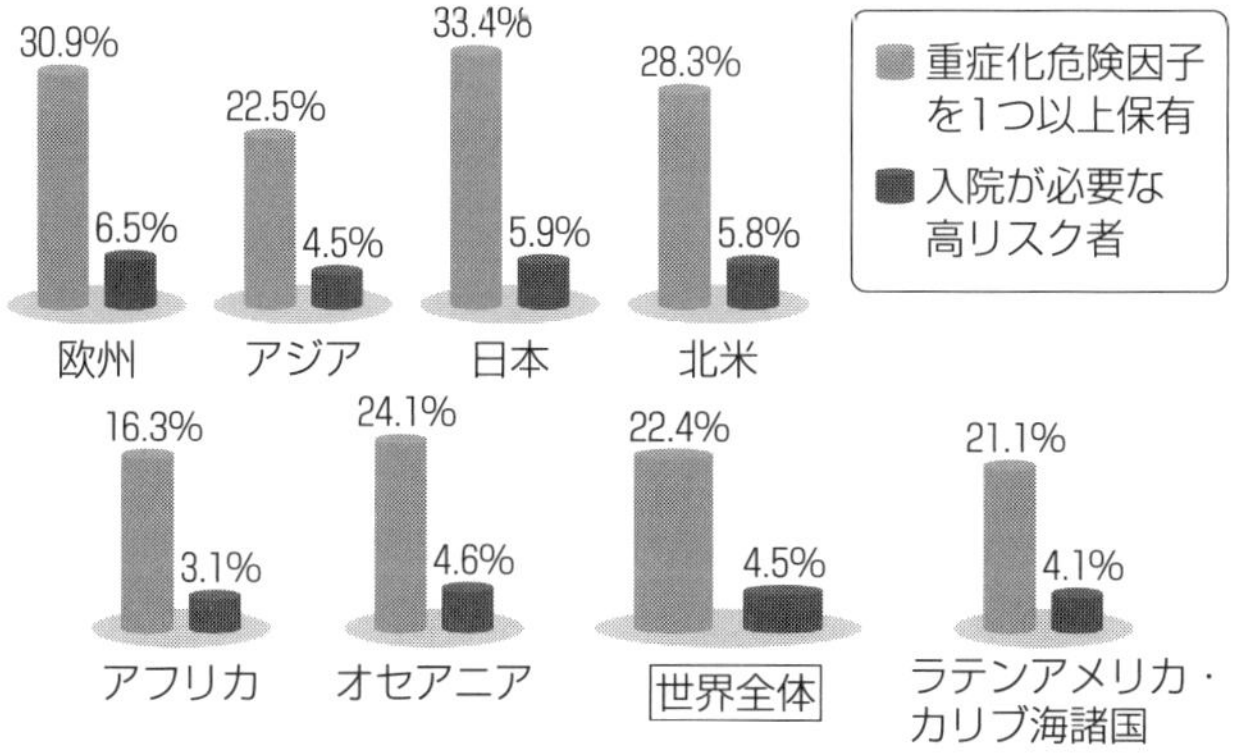


**図8　地域別に見たCOVID-19重症化危険因子を有する割合**

（クラークら、2020年）

解析し、重症化因子の疾患を1つ以上有する人は世界全体で17億人、22・4%と推計されています。年齢は20歳未満で5%未満、就労可能年齢（15~64歳）で23%、70歳以上で66%超と差が認められました。国・地域別ではアフリカの16・3%から欧州の30・9%と幅が認められます（図8）。入院を要する重症化高リスク群は世界全体では約3億5千万人（4・5%）で、20歳未満で1%未満、70歳以上では約20%、女性で3%、男性で25%と上昇していました。

　日本に関しては、重症化危険因子を1つ以上有する割合は33・4%、要入院の高リスク群は5・9%と推計され、日本での潜在的重症化リスクのある人の多さが示されましたが、実際には死亡率は欧米に比べて低いのです。恐らく、マスク着用や手指衛生の遵守意識が高いこと、潜在的獲得免疫の可能性、そして高度な医療保険制度が死亡率の低下に関与しているものと思われます。

## ◎サイトカインストーム

新型コロナウイルスは、Sタンパクがヒト細胞のACE2受容体に結合することでウイルスのRNAゲノム（遺伝子）が細胞内に侵入することは前に述べましたが、このACE2受容体は肺胞上皮細胞の8割強に発現しているので、気道肺胞上皮細胞が第一の感染標的となります。ただし、ACE2は心臓、腎臓、消化器、血管内皮などにも発現するため、これらの組織でも症状が認められます。高齢者や多量のウイルスに曝露した人で免疫系の応答が遅れてウイルスの複製が続くと、過剰の炎症により炎症性サイトカイン（インターロイキン6：IL-6、腫瘍壊死因子：TNF-αなど）が過剰に産生、放出され、過度の炎症、免疫破壊などを来します（サイトカインストーム）。こうなると、急性呼吸窮迫症候群（ARDS）、中枢神経障害、腎不全、肝不全などの致命的な症状が全身にあらわれ、最終的に播種性血管内凝固症候群（DIC）から多臓器不全に至ります（図9）。

新型コロナの重症例は特に血栓症リスクが大で、最も重要な予後不良の特徴の1つであ

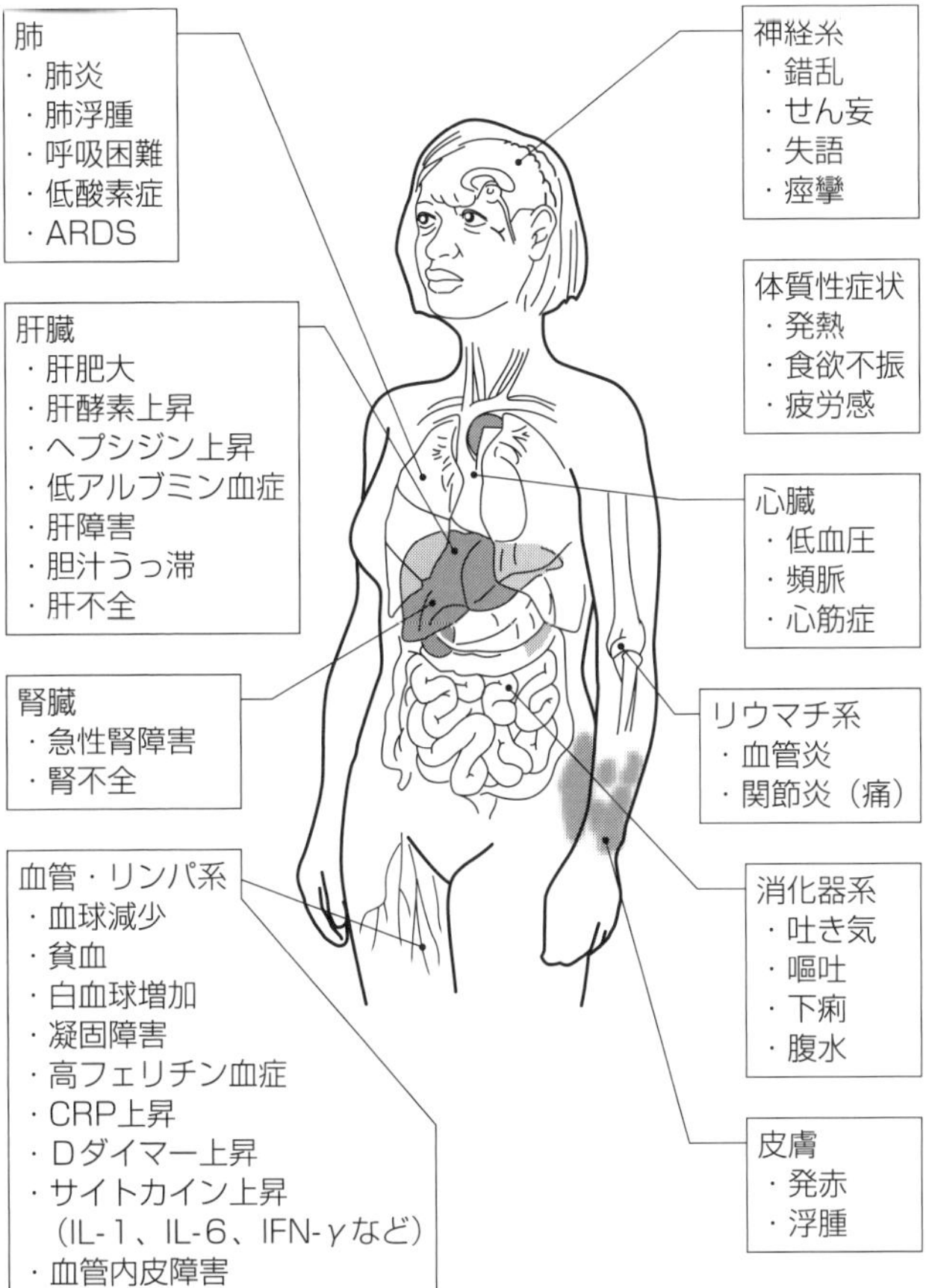


**図9　サイトカインストーム の臨床所見**

（ファルゲンバウムとジューン、2020年より）

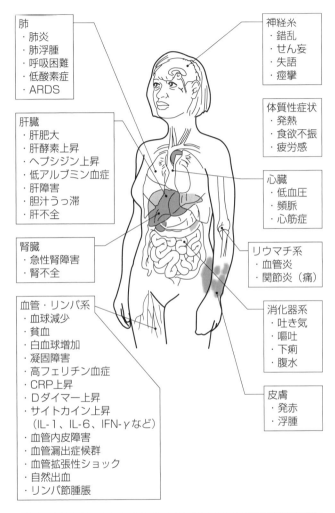

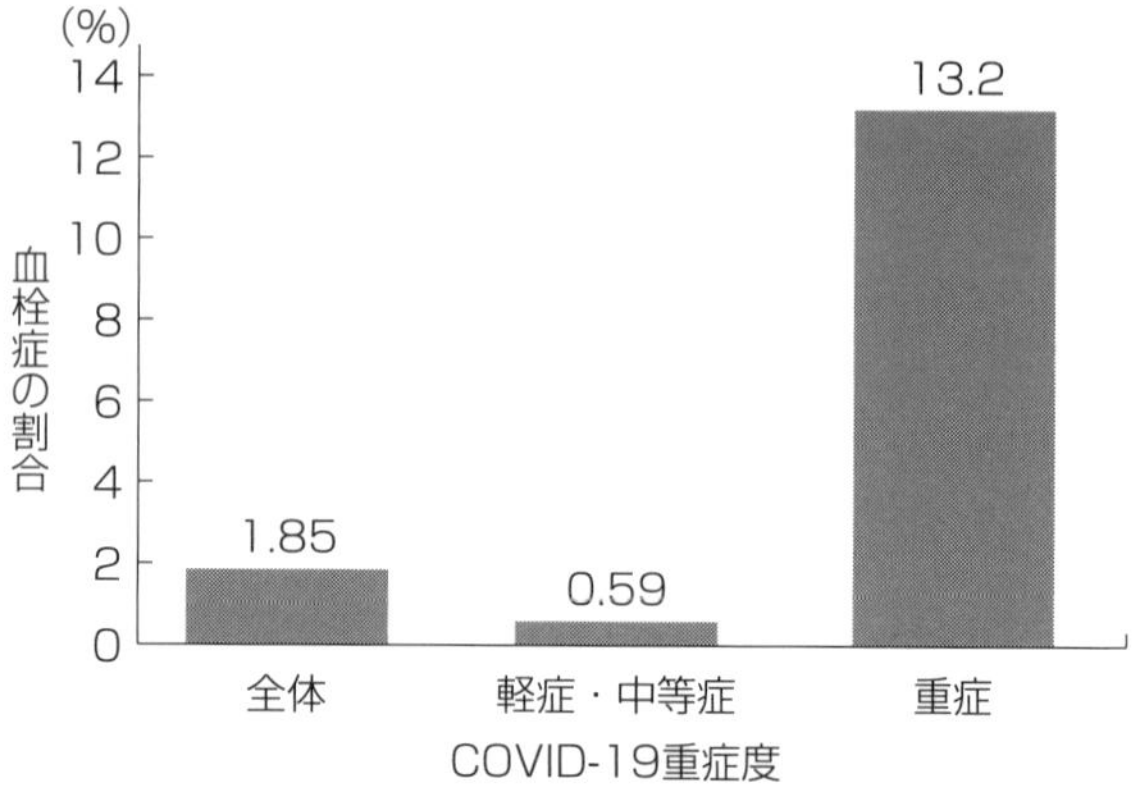


**図10　重症度別に見た血栓症発症頻度**

（厚生労働省資料より作成、2020年）

る凝固障害は多臓器不全に進行しやすいため、日本血栓止血学会（２０２０年５月）では、軽症でもＤ－ダイマー（血栓の存在を示唆する物質）が上昇する例は抗凝固薬予防療法を推奨しています。

厚生労働省も２０２０年8月31日までに入院した全国での入院例（１０９病院、６０８２例）から、アンケートにより回答が得られた５６８７例中１０５例（１・85％以上）が血栓症を合併しており、軽症・中等症例の31例（０・59％）に比べて重症例は50例（13・２％）と22倍のリスクであることが明らかとなりました（図10）。

## ◎病原体検査

現在、新型コロナウイルス感染症の主な検査

| | | ウイルス遺伝子(核酸)検出法(PCR) | | | ウイルス蛋白(抗原)検出法 | | | | | |
|---|---|---|---|---|---|---|---|---|---|---|
| | | | | | 定量検査法 | | | 定性検査法 | | |
| 検査法と感度 | | PCR検査 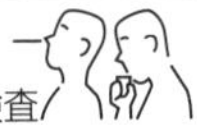 | | | 抗原検査 定量検査 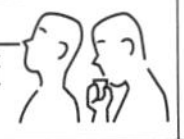 | | | 抗原検査 簡易キット 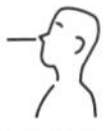 | | |
| | | 最も高精度な検査 | | | 短時間で検出 (精度はPCRと同等) | | | 短時間で検出 精度は低い (感染者を見逃す可能性) | | |
| | | 高い | | | | | | 低い | | |
| | | 少量で可能 | | | | | | 一定のウイルス量が必要 | | |
| 検体 | 鼻咽頭・鼻腔ぬぐい液 | ○ | | | ○ | | | ○ | | |
| | 唾液 | ○ | | | ○ | | | × | | |
| 判定時間 | | 4～6時間 | | | 30分 | | | 30分 | | |
| 検査対象者 | | 鼻咽頭 | 鼻腔 | 唾液 | 鼻咽頭 | 鼻腔 | 唾液 | 鼻咽頭 | 鼻腔 | 唾液 |
| 症状(+) | 発症から9日目以内 | ○ | ○ | ○ | ○ | ○ | ○ | ○ | ○ | × |
| | 発症から10日目以降 | ○ | ○ | × | ○ | ○ | × | △ | △ | × |
| 無症状者 | | ○ | × | ○ | ○ | × | ○ | × | × | × |

○推奨　△陰性の場合は PCR を行う必要あり　×非推奨

**表3　新型コロナウイルス病原体検査法**

(大塚弘毅、大西宏明、2021 年一部改変)

方法としては、抗原検査とPCRとがあります。抗原検査はウイルスタンパク（抗原）に対する抗体を用いた抗原抗体反応により検出する検査でインフルエンザ診断でも使われています。抗原検査には簡易キットで結果が得られる定性検査と全自動免疫測定装置でウイルスタンパクを定量的に検出する検査があり、ウイルス量が十分な時期（発症から9日目以内）なら正しい結果が得られます（表3）。

一方、ウイルス遺伝子（核酸）を検出するPCR（ポリメラーゼ連鎖反応）法は感度が高く、無症状の感染者にも推奨されます。ただし、費用がかかるのと、抗原検査に比べて測定時間がより長くかかるのが難点です。

抗原検査は感染しているのに陰性と判定される偽陰性が出やすい点がありますが、感染していない人を正しく陰性と判定できる特異度はPCRとほぼ同じですので抗原検査で陰性だとPCRによる二重の確認が必要でした。しかし、前述のように発症から2〜9日間ならウイルス量が多くなり、PCR検査の結果とよく一致します。したがって、

① 無症状の人の中から感染者を探すスクリーニング目的では抗原定性検査は推奨されない

② PCR検査が受けられる状況ならこれを受けた方が好ましい

③ 十分なウイルス量のある時期なら抗原検査も正しい結果が得られるし迅速性もあるとまとめられています。ただし、PCR陰性でも偽陰性の可能性も時にあり、感染者との接触歴、症状、画像検査を含めた総合的な判断が必要になります。

なお、症状軽快後にPCRが持続陽性の場合もありますが、これは微量の残存ウイルス核酸（ウイルスの死骸）を検出することがあるためです。また、PCR陰性化後に再陽性

が見られることもあります（フーら、2020年）。免疫不全の状態ではウイルスの再活性化が起こりうることが示唆されますが、他者への感染性を有するのかは明らかでありません。

その他には抗体検査もあり、PCR検査を補助するものとして、または集団内における感染の蔓延率の把握としての活用性が高いものとして、血漿（または血清）を用いたIgG抗体、IgM抗体測定があります。いずれも発症早期には陽性とならない可能性がありますが、時間が経過したものでは既感染の確認に有用です。

## ◎血液検査・画像検査

重症化マーカーとしての血液検査は、

①　D－ダイマーの上昇（血栓）
②　CRPの上昇（炎症）
③　LDLの上昇（細胞・組織の破壊）
④　フェリチンの上昇（炎症）
⑤　リンパ球数の減少（免疫機能低下）

⑥　クレアチニンの上昇（腎障害）
⑦　トロポニンの上昇（心筋タンパク値）
⑧　ＫＬ－６の上昇（間質性肺炎）
などが挙げられています。

画像検査では胸部ＣＴ検査の感度が高く、無症状でも異常所見を認めることができます。

## ◎治療方法

新型コロナウイルス感染症の発症機序（メカニズム）を要約すると
①　ウイルスのＳタンパクとヒト細胞のＡＣＥ２受容体が結合する
②　ウイルス膜とヒト細胞膜を融合させる酵素（ＴＭＰＲＳＳ２）ができる
③　ウイルスが細胞と融合し細胞内へ入りこむ
④　ウイルスのＲＮＡが放出される
⑤　ウイルスのＲＮＡが複製される
⑥　ウイルスのＲＮＡの遺伝情報に基づいて合成されるタンパク質からウイルスを組み立てる

⑦　ウイルスが増殖し細胞外へ出る

となります（フーら、２０２１年）。以上の部位での治療薬の標的（ターゲット）は、①のＳタンパク質について感染を防ぐ中和抗体薬にロナプリーブ（カシリビマブとイムデビマブの抗体カクテル）、抗寄生虫薬のイベルメクチン（ストロメクトール）があり、前者は軽症・中等症を対象に使用されている点滴薬です。

②の融合に必要な酵素をブロックする薬剤にはナファモスタット（フサン）、カモスタットメシル酸塩（フオイパン）があります。

⑤のＲＮＡの複製をブロックする抗ウイルス薬としてはエボラ出血熱薬のベクルリー（レムデシビル点滴）や抗インフルエンザ薬のファビピラビル（アビガン）があります。主に前者が用いられており、中等症～重症が対象となります。

⑥のＲＮＡタンパクがウイルスを組み立てるのをブロックする内服薬には二種類あり、モルヌピラビル（ラゲブリオ）とパクスロビド（ニルマトレルビル／リトナビル（抗ＨＩＶ薬））があります。

さらに、⑥として２０２２年11月に緊急承認を取得し、翌年3月31日より一般に流通が開始された内服薬エンシトレルビル（ゾコーバ）もあります。本剤は安全性、有効性に関する情報を収集中で、適切に判断される症例のみ、説明・同意を得た上で投与されることになっています。

最後に、炎症を引き起こす物質が過剰に放出されるとサイトカインストームになるので、炎症物質の働きを抑制するデキサメタゾン（内服、静脈注射）とトシリズマブ（アクテムラ、関節リウマチ等の薬）が使われます。

他に、抗血栓治療としてヘパリンを併用します。

以上、主要薬は3タイプ（中和抗体薬、抗ウイルス薬、免疫抑制薬）で国内で使用されています。

# 第６章　新型コロナワクチン

　これまでのワクチンは生《なま》ワクチンと不活化ワクチンに大きく分類され、前者は生きた病原体の病原性を弱めてワクチン成分としたもので、麻疹、風疹、水痘、おたふく風邪、ＢＣＧ、ロタウイルスなどがあります。後者は免疫反応を起こす力を保ちながら病原性や感染力を失わせて製造されたもので、インフルエンザ、Ｂ型肝炎、日本脳炎などがあります。

　一方、新しいワクチンとしてはｍＲＮＡ（メッセンジャーＲＮＡ）ワクチンやウイルスベクターワクチンがあります。これらは病原体タンパク質の遺伝情報を授与するワクチンで、この遺伝情報から体内で病原体のタンパク質が作られ、それに対する免疫反応が生じることで免疫が得られます。新型コロナワクチンの主流は、この新しいタイプのｍＲＮＡワクチンで、ｍＲＮＡが体内で分解されないようにいろいろな工夫がなされています。ファイザー社やモデルナ社のワクチンはｍＲＮＡを脂質ナノ粒子に封入して投与し、コロナウイルスのＳタンパク質に関連した免疫応答を期待しています。ワクチンによって誘導されたＳタンパク質に対する特異抗体はウイルスの細胞内侵入を阻止します。ｍＲＮＡには自然免疫を刺激する働きもあり、免疫誘導を促進します（ポーラックら、２０２０年）。

なお、ｍＲＮＡはＤＮＡから作られますが、逆にｍＲＮＡからＤＮＡが作られることはなく、核内には入れず細胞内で分解されるので人体の遺伝情報には影響を与えません。また、ポーラックら（２０２０年）はワクチンの有効性に関して、ワクチン未接種で10人が発症し、ワクチン接種で０・５人が発症したとし、約95％の人が発症予防にワクチンが関与したとしております。さらに、発症しても約90％の人が重症化を防止できたとしています。

日本国内でのワクチン接種は２０２１年１月17日から始められ、医療従事者（約４８０万人）、高齢者など（約３６００万人）、それ以外（12歳以上）の順で１回目、２回目が行われました。海外では一足早く接種が進められ、最速ペースのイスラエルでは、日本で接種が始まった頃には既に国民の４割超が少なくとも１回の接種を受けていました。

日本では第３回目の追加接種が２０２１年12月１日から18歳以上の者を対象に開始され、翌２０２２年３月25日に12～17歳が続きました。また、同年２月には小児（５～11歳）、10月には乳幼児（６カ月～４歳）の接種が可能となりました。

２０２２年９月20日からはオミクロン株対応のワクチンが供給され、２０２２年度末ま

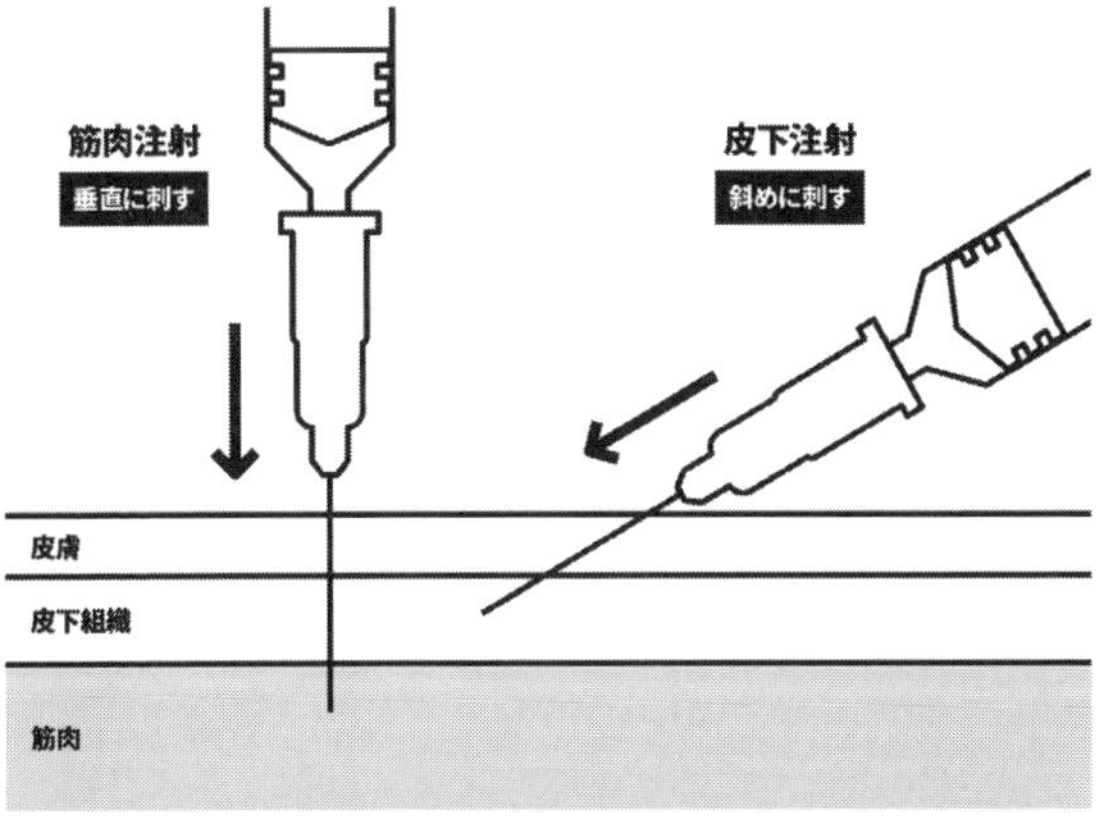


図11　筋肉注射と皮下注射

（厚生労働省HPより）

でに5回目接種が行われました。

接種方法は筋肉注射で、肩の先から下がった筋肉内に直角に刺します。針を抜いた後に軽く圧迫して揉まないことです（図11）。

日本では、国立感染症研究所で国内調査を行い（2021年2月17日〜4月11日）、ファイザーmRNAワクチン（トジナメラン）接種後の医療従事者約110万人（2回接種者約104万人）を1回目接種日から診断日までを追跡したところ281人（0・026%）が発症し、発症例は時間の経過と共に低減しています（表4）。

ハシスレイマンら（2021年）は、ファイザー、モデルナ両社のmRNAワクチン2回接種後の変異型コロナウイルス感染者を検

| | ワクチン接種後日数 | 報告数（10万人あたり・日） | 報告率比（0～13日との比較） | |
|---|---|---|---|---|
| 全体 | 0～13日 | 1.26(1.09～1.46) | | ― |
| | 14～20日 | 0.53(0.39～0.72) | 0.42(0.30～0.59) | <0.001 |
| | 21～27日 | 0.49(0.35～0.68) | 0.39(0.27～0.56) | <0.001 |
| | 28日以降 | 0.18(0.12～0.26) | 0.14(0.09～0.21) | <0.001 |

新型コロナワクチンBNT162b2（Pfizer/BioNTech）を接種後のCOVID-19報告率に関する検討（第1報）

**表4　トジナメラン（ファイザーmRNAワクチン）接種後に新型コロナと診断された症例**

（日本感染症学会資料より）

討していますが、417例中2例のみ発症でした。発症者は51歳、65歳の2人の女性で2回目の接種からそれぞれ19日目、36日目に感染していますが、いずれも1週間以内に症状が改善しています。

日本での接種後の感染調査（厚生労働省）でも、接種1回目終了の約117万5000人のうち感染者が205人（0・017％）。10万人に1・7人）、2回目終了の67万8000人のうち感染者が24人（0・0035％）。10万人に0・35人）で、1回接種でも低い感染率ですが、2回接種ではさらに1回接種の20％に低減しています。

ワクチン接種による副反応（身体に不都合な症状）の多くは軽症で経過し、後遺症を残すことがなく治りますが、稀に重篤な反応が起こることもあります。副反応の内容は（表5）のように注射部位の疼痛や腫脹、

| 有害事象 | 1回目 | 2回目 |
|---|---|---|
| | 接種後1日 | 接種後1日 |
| 注射部位の疼痛 | 72.9% | 79.3% |
| 注射部位の腫脹 | 6.2% | 8.6% |
| 発熱38℃以上 | 5.8% | 29.2% |
| 倦怠感 | 21.9% | 53.5% |
| 頭痛 | 17.5% | 43.4% |
| 筋肉痛 | 14.7% | 47.2% |
| 悪寒 | 5.5% | 30.6% |
| 関節痛 | 5.3% | 23.5% |
| 吐き気 | 4.2% | 14.0% |

**表5　新型コロナワクチン（トジナメラン）の副反応**

（日本感染症学会資料より）

発熱などが最も多く、免疫反応自体に伴う副反応ですが、一方、原因物質（アレルゲン）の侵入により複数の臓器に全身的アレルギー症状が引き起こされ、生命に危険を与える可能性がある過敏反応があり、接種直後（ほとんど30分以内）に起こりますので、ワクチンの添加物による副反応も考えられています。

# 第7章　新型コロナウイルスに対する抗体

## ◎感染後の抗体

山中竹春ら（2021年）が感染回復者376例（平均年齢49歳）を解析したところ、6カ月後の中和抗体保有率は98%で、活性は中等症～重症の人の方が強い傾向を示しました（図12）。抗ウイルス抗体保有率も96～100%と高い値を示しました。河岡義裕ら（2021年）も日本人感染者39人の血中抗体量の変化を検討し、発症10日目頃に抗体が検出され、20日頃をピークに緩やかに減少したとしています。なお、重症者は軽症者に比べて高い傾向が認められましたが、時間経過とともに差は縮小したと

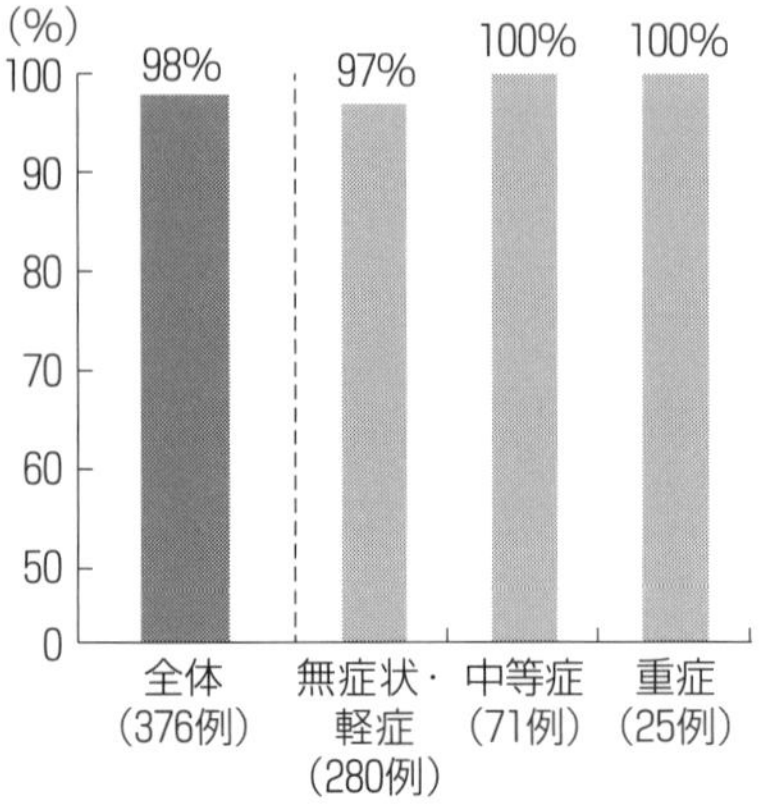


図12　感染約6カ月後の中和抗体保有率

（山中竹春ら、2021 年）

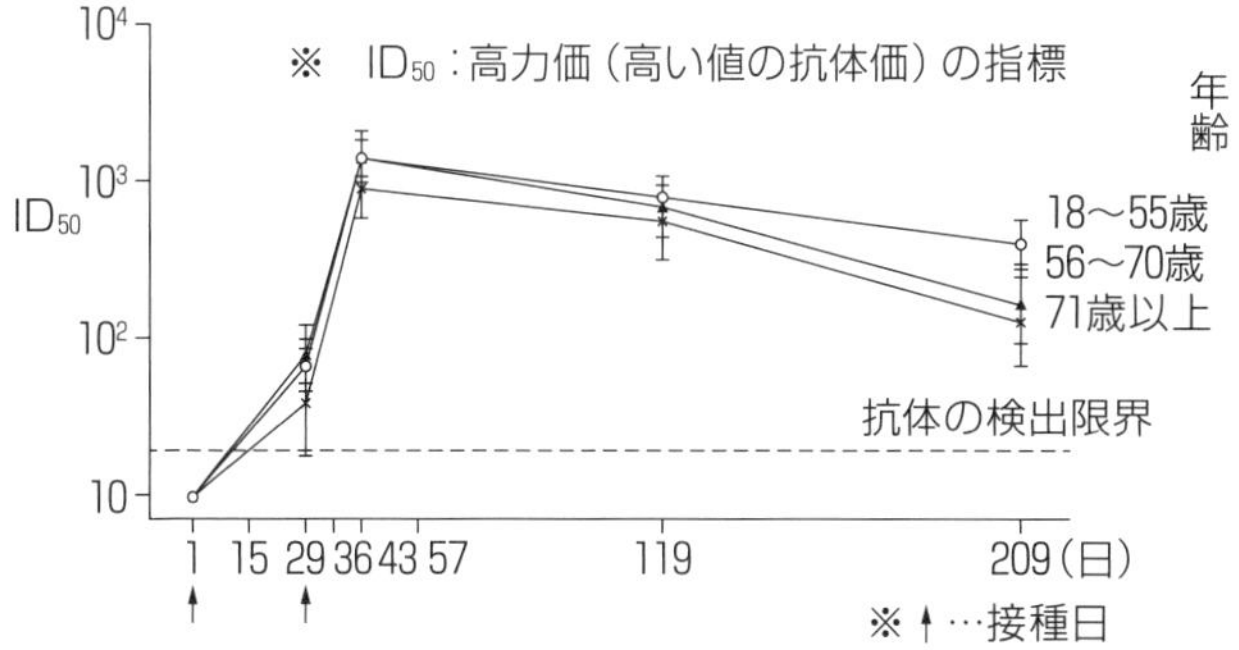


図13　ワクチン接種後の抗体

（ドリア・ローズら、2021 年）

しています。そして、抗体は３〜６カ月くらいは維持される結果を示しています。

## ◎ワクチン接種後の抗体

モデルナｍＲＮＡワクチン２回接種では、抗体が６カ月持続しています（図13　ドリア・ローズら、２０２１年）。２０９日での抗体測定は年齢差は多少ありますが、高値のままでした。

一方、変異株に対するファイザーｍＲＮＡワクチン２回接種の中和活性についてシーら（２０２１年）が２週または４週後に測定したところ、従来型と比べてイギリス型（アルファ型）、ブラジル型（ベータ型）は、ほぼ同値の中和抗体でしたが、南アフリカ型（オミクロン型）では強力ではあるものの低値でした。ただし、本ワクチンによる免疫反応で多くの変異株を記憶するＣＤ８細胞（細胞傷害性Ｔ細胞あるいはキラーＴ細胞と呼ばれている）が示されていました。

### ◎感染後とワクチン接種後の抗体の比較

長崎大（２０２１年）の研究では、２回ファイザー製ワクチンを接種した感染者と非感染者の中和抗体は、後者の方が多く産生できたと報告していますが、感染者は１回の接種で２回接種の非感染者と同等の抗体量になったとしています。同様に、アメリカのフレッドハッチンソンがん研究センター（２０２１年）も、モデルナ製ワクチン２回接種の非感染者と感染者の血中抗体を比較し、前者の抗体はＳタンパク質中でもとくに細胞侵入時に使われるＲＢＤ（受容体結合ドメイン）に結合する抗体が多く、一方、感染者での抗体はＲＢＤ以外に結合する抗体が多かったとしています。

感染回復後のワクチン接種後の抗体に関しては、クレイマーら（２０２１年）は67人の非感染者と43人の感染者でワクチン接種後の抗体を比較し、非感染者のIgG抗体は１回接種後９～12日で４３９と比較的低く、21～27日で１２９３となり、２回接種で３３１６と上昇しました。一方、感染者では１回ワクチン接種で急速に均一に抗体価が上昇し、５～

８日目で１４２０８、２～27日で９５３４となり、２回接種で２２５０９となりました。したがって、非感染者に比べて感染者の抗体価は10～45倍でした。なお、ファイザー製とモデルナ製で差はありませんでした。

抗体の質と量に関しては感染回復後と非感染の両者のワクチン接種の比較について森永芳智ら（２０２１年）は、24例の感染回復期（発症後10日以降）での中和抗体価35ユニット／ミリリットルで、変異株（イギリス株、南アフリカ株）に対する中和抗体価は約半数が基準値以下で、非感染者で２回接種（ファイザー製ワクチン）した７４０例での中和抗体価は２１１２ユニット／ミリリットルで60倍以上でした。全例で80％超を示し、変異株に対しては従来株抗体価よりも低い抗体価ではあったものの基準値以上でした。獲得抗体が多いことで中和能が補完されている可能性があるとしています。

**【補充知識】中和抗体**

そもそも「抗体」とは、体内の異物（抗原）を除去する分子ですが、そのなかでも病原菌やウイルスに対抗して感染や発症・重症化を防ぐものを「中和抗体」と呼びます。新型コロナに対しては約４０００ユニット／ミリリットル以上の中和抗体価（量）があれば約

95％の発症予防効果があるとされています。ただし、それ以下の数値で効果がないという訳ではなく約2000ユニット／ミリリットルの中和抗体価で約80％、1000ユニット／ミリリットルでも約60％の発症予防効果があるとされています。

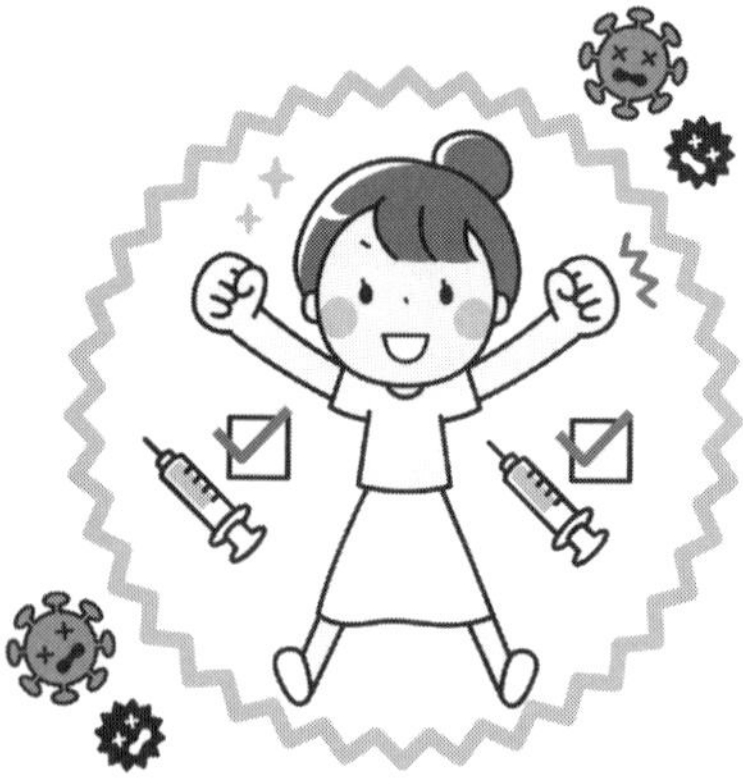

# 第8章　新型コロナウイルス後遺症（ロングコビット）

新型コロナウイルスに感染後、元々の症状が落ち着いた後も様々な症状が残ることがあり、4〜40％の割合で発生すると言われています。日本ではコロナ後遺症として知られていますが、学術的には、

①　Long COVID（ロングコビット）
②　PASC（Post-acute sequelae of COVID-19）
③　Post COVID-19 condition

などと呼ばれています。WHOは定義として「新型コロナウイルス感染の可能性が高い、または感染が確認された病歴を持ち、その発症から3カ月後の時点で症状があり、少なくとも2カ月間症状が続き、他の疾患では説明できないもの」としています。ただし、3カ月間も診断名がつけられない点や、定義に当てはまらない症例を除外することで本来のロングコビットの病態を正しく評価できない難点が指摘されています。

## ◎症状

最も多い症状は倦怠感で、その頻度は40％くらいとされています。日本の実態調査（2021年7月、厚生労働省）でも倦怠感は半数以上の患者に見られ、半年間経過後も多く残存しています。その他の症状は国際的な統計では（表6）のとおりです。また、慶應義塾大学の研究グループによる日本全国27施設での後遺症調査は2020年11月～2022年3月に実施され、18歳以上の症状に関して、診断3、6、12カ月後に後遺症として代表的な24項目の症状の有無について臨床情報を収集しています。解析対象の1066例の内訳は男性679例、女性387例、重症度は軽症以下が248例、中等症Ⅰが412例、中等症Ⅱが226例、重症が180例、年齢は50歳代が23・5％と最多でした。1つ以上の罹患後遺症を有する割合は、経時的に低下傾向が見られましたが、入院時93・9％、3カ月後46・3％、6カ月後40・5％、12カ月後でも33・0％残存していました。なお、罹患後遺症の割合の経時的変化は図のとおりです（図14）。

3カ月後に症状が1つでも残存する人は、健康関連QOLが有意に低下し、不安や抑うつの傾向が強くなり、コロナに対する恐怖感が増強し、睡眠障害が悪化したり、さらに労

| 発表者 | Carfi et al. | Halpin et al. | Carvalho-Schneider et al. | Chopra et al. | Arnold et al. | Moreno-Pérez et al.※1 | Moreno-Pérez et al.※2 | Garrigues et al. | Huang et al. |
|---|---|---|---|---|---|---|---|---|---|
| 報告年 | (2020) | (2021) | (2021) | (2021) | (2021) | (2021) | (2021) | (2020) | (2021) |
| 国 | イタリア | イギリス | フランス | アメリカ | イギリス | スペイン | スペイン | フランス | 中国 |
| 患者数(人) | 143 | 100 | 150 | 488 | 110 | 277 | 277 | 120 | 1,733 |
| 全身性の後遺症 | | | | | | | | | |
| 倦怠感(%) | 53.1 | 64 | 40 | | 39 | 34.8 | | 55 | 63 |
| 関節痛(%) | 27.3 | | 16.3 | | 4.5 | 19.6 | | | 9 |
| 筋肉痛(%) | | | | | | 19.6 | | | 2 |
| 熱(%) | 0 | | 0 | | 0.9 | 0 | | | 0.1 |
| 呼吸器後遺症 | | | | | | | | | |
| 呼吸困難(%) | 43.4 | 40 | 30 | 22.9 | 39 | 34.4 | 11.1 | 41.7 | 23 |
| 咳(%) | ～15 | | | 15.4 | 11.8 | 21.3 | 2.1 | 16.7 | |
| 心血管後遺症 | | | | | | | | | |
| 胸痛(%) | 21.7 | | 13.1 | | 12.7 | | | 10.8 | 5 |
| 動悸(%) | | | 10.9 | | | | | | 9 |
| 神経·精神的後遺症 | | | | | | | | | |
| 不安/うつ病(%) | | | | | | | | | 23 |
| 睡眠障害(%) | | | | | 24 | | | 30.8 | 26 |
| PTSD(%) | | 31 | | | | | | | |
| 味覚/嗅覚障害(%) | ～15 | | 22.7 | 13.1 | 11.8 | 21.4 | | 10.8～13.3 | 7～11 |
| 頭痛(%) | ～10 | | | | 1.8 | 17.8 | 5.4 | | 2 |
| 消化器後遺症 | | | | | | | | | |
| 下痢(%) | | | | | 0.9 | 10.5 | | | ～5 |
| 皮膚後遺症 | | | | | | | | | |
| 脱毛(%) | | | | | | | | 20 | 22 |
| 発疹(%) | | | | | | | | | 3 |

各文献において倦怠感は最も多い症状の1つとして報告されている。
※1　発症後8～12週
※2　発症後16～18週

**表6　新型コロナウイルス感染症の後遺症症状**

（大塚勇輝ら、2021年）

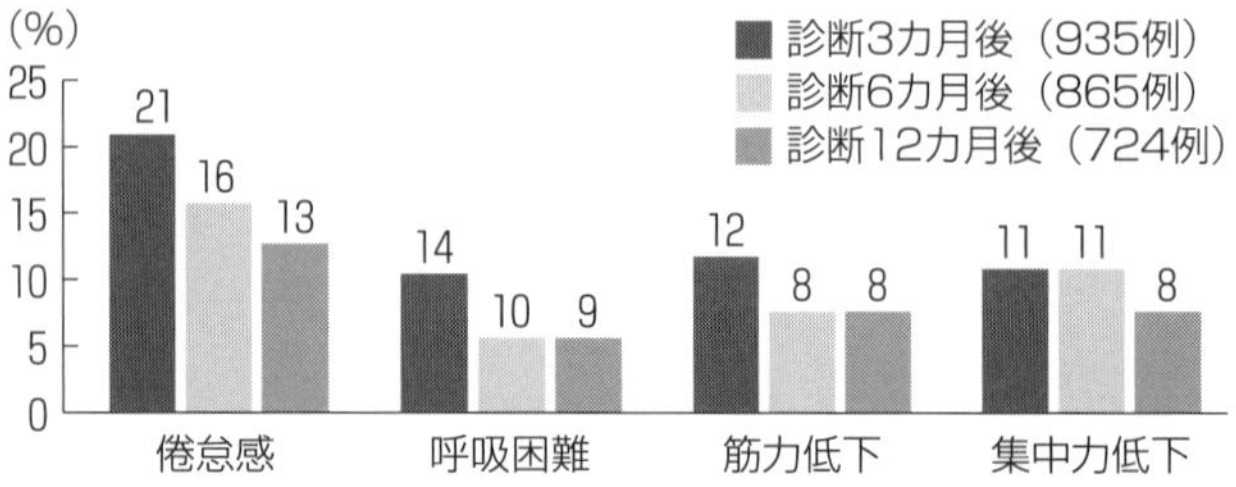


**図14　代表的な新型コロナウイルス罹患後症状の割合と経時変化**

（慶應義塾大学研究グループの調査より）

働生産性の低下を感じることが多くなります。

## ◎発生機序

後遺症には個人差が多く、感染要因以外にも環境要因、患者の背景にも関連する可能性があります。原因を一つに特定することは困難であり、ウイルス感染そのものによる臓器への直接的な影響、それに加えて心肺などへの二次的な障害や長期療養、隔離に伴う心身への影響など、様々な要因が異なった割合に関連している可能性がうかがわれます。

## ◎ロングコビットになりやすい病態

サブラマニアンら（2022年）は、新型コロナウイルス感染者38万4000人を対象としたイギリスの研究で、

①　男性より女性のリスクが高い
②　年代別では30歳代未満の発生が最も高く、逆に年齢が高いほど低い
③　喫煙、肥満（ＢＭＩ30超）でリスクが高い
　としています。

## ◎ワクチン接種はロングコビットに有効か

イギリス健康安全保障庁（２０２２年２月）は15件の論文を検討し、事前にワクチン接種をした場合には感染しても後遺症が半減し、60歳以上で効果が高く、35歳以下で低かったとしています。たとえば、イスラエルの研究でも事前に2～3回のワクチン接種後感染した人は未接種で感染した人に比べリスクが低減していました。さらに、同庁では感染後にワクチン接種をすることによる効果についても検討し、フランスの研究では後遺症をすでに起こした人を対象にした調査で、ワクチン接種者は未接種者に比べ、後に症状が消える割合が2倍高かったとしています。

以上により、事前のワクチン接種は感染に伴う長期的な影響を減らす可能性が示唆されます。

# 第9章　新型コロナウイルス感染症の予防

基本的には、接触感染を防ぐための手洗い（流水で洗う、できればアルコール消毒）、うがいが挙げられますが、前述のエアロゾル感染（空気感染）を防ぐため、日本の疫学的治験である三密（密集、密接、密閉）といった条件の揃う室内換気の悪い密閉空間を作らないための十分な換気が必要です。

さらに、感染防止対策としてマスクの適切な着用が必要です。新型コロナウイルス感染症では無症状の感染者によって他者に感染することもあり、誰が無症状で感染性があるかを判別するのは困難なので、常にマスクを着用する「ユニバーサルマスキング」という概念が生まれました。欧米ではマスクは病人が着用するという考え方で、積極的にマスクを着用することは受け入れられませんでしたが、そのためにパンデミックの事態を引き起こしました。クロンバスら（２０２０年）はアジア諸国のコロナ感染症に対する成功をみて、要因の一つとしてマスク着用を指摘し、欧米諸国でもマスク着用の感染防止対策をするよう勧告しています。

なお、マスクとしては通常のマスクより不織布《ふしょくふ》のマスクの方が効果的とされています。通常のマスクが羊毛や綿、ナイロンなどの繊維の糸を機械で編んで作るのに対し、不織布は羊毛、綿、植物をほぐしたパルプ（セルロース）などの天然繊維や化学繊維の細かい繊維を機械でネットに吹きつけたり水に混ぜて紙のようにすいたりして繊維のシートを作り、そのシートを熱や接着剤、機械で結合させて作られます、なお、材料や作り方は用途によって異なりますが、身近な用途としてはマスクの他に掃除機やエアコンのフィルター、ティーバッグ、手術着、紙おむつなどがあります。

不織布は髪の毛の100分の1の細かい繊維も作れ、積み重ねられますので、織り布ではできない厚さや薄さの布も作れます。細い繊維を重ねることで、隙間は1ミリメートルの1000分の1くらいと小さくなり、ウイルスのような小粒子を内部に閉じ込め、侵入を防ぐことができます。

ただし、強度は弱く、特に「こすれ」に弱い欠点がありますが、作り方が簡単で大量生産ができるので使い捨てになっています。

マスクとの付き合い方はいろいろありますが、左記の点について注意が必要です。

①　マスクには保湿作用があり、喉の渇きを感じづらくなります。とくに高齢者は脱水症

状に気づきにくいので、長時間のマスク着用は危険です

②長時間マスクを耳にかけていると、徐々にこめかみや周辺の筋肉が圧迫されて疲労や緊張を引き起こし、頭痛を起こしやすくなります（マスク頭痛）。短時間でもよいので、時々はマスクを外しましょう

③マスク着用による皮膚への影響。タイのテチャサチャンら（2020年）は、半数以上に皮膚障害がみられ、なかでもざ瘡（にきび）が40％と最も多く、その他、皮膚炎、掻痒感、色素沈着，掻過傷などを挙げています

④マスク関連ドライアイ。マスク着用時にマスクの上方から漏れる呼気による涙液層破壊と眼の表面温度上昇によりドライアイになるとの報告があります（糸川貫之、2022年）

⑤マスク着用とコロナ禍で会話する機会が減り、口や喉の開閉の筋肉の機能が衰えることで、声の不調や誤嚥につながります

⑥夏にはマスク着用で呼吸に負担がかかり、体温上昇（肋間筋、横隔膜を必要以上に働かせる）で熱中症のリスクを高めます

2023年5月から本症は感染症としての分類が二類から五類になり、マスク着用も緩

ペガサス

# 食と健康の本

## 図書目録

株式会社 ペガサス
〒171-0021 東京都豊島区西池袋1-5-3
TEL 03-3987-7936　FAX 03-3981-1349
Twitter https://twitter.com/pegasus_p1981
Instagram https://www.instagram.com/pegasus_kenkou

※書籍内容の右下の数字はISBNコードです。書店にご注文の際にご利用ください。

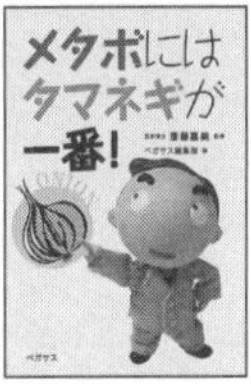


## メタボには タマネギが一番!

斎藤 嘉美 監修／ペガサス編集部 編

脳心血管病や糖尿病の最大の危険因子、メタボリック症候群。その予防・改善に有効なタマネギの生理活性作用や利用法などを紹介。

四六判・196P
1300円（本体）

978-4-89332-055-1

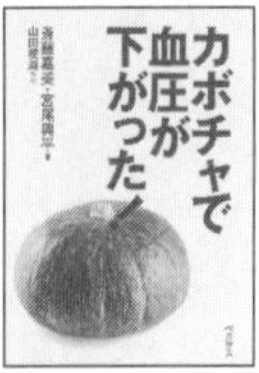


## カボチャで 血圧が下がった!

斎藤 嘉美・宮尾 興平 著

カボチャの降圧作用を証明する臨床試験・動物実験などに基づいて、高血圧の予防・改善にカボチャの活用を説いた初めての本です。

四六判・168P
（口絵カラー8P）
1300円（本体）

4-89332-047-5

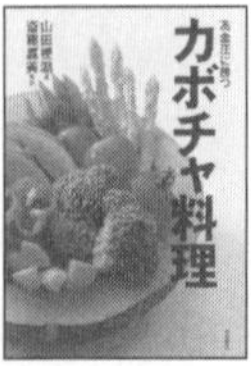


## 高血圧に勝つ カボチャ料理

山田 梗湖 著／斎藤 嘉美 監修

カボチャは最高の「血圧降下食品」です。その最も効果的な利用法が本書に収められています。高血圧のほか、糖尿病や高脂血症の予防・改善にも役立ちます。

A5判・112P
（カラー84P）
1400円（本体）

4-89332-049-1

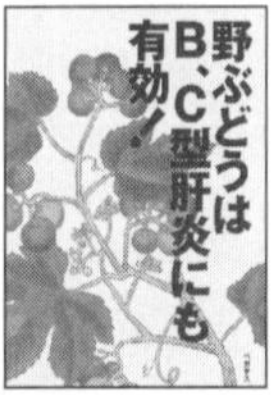


## 野ぶどうは B、C型肝炎にも有効!

ペガサス編集部 編

ウイルス性肝炎（B、C型）を改善した方々の診療記録や体験談、野ぶどうの利用法などを収載。

B5判・112P（カラー22P）　1200円（本体）

4-89332-046-7

# 健康自然食料理 入門

高畑 康子・福原 洋子 著

食生活改善のモデルとして世界的に注目されている日本の伝統食を基本にした健康自然食料理の入門書です。伝統食の良さや食生活と健康の関係をマンガで、四季の材料を用いた健康自然食料理の作り方を写真やイラストで、分かりやすく解説しています。

B5判・96P（カラー63P・マンガ24P）　1600円（本体）　4-89332-038-6

# 親子でつくる健康自然食料理

## ～ 3歳からの食育レシピ ～

高畑 康子・高畑 真希子・福原 洋子 著

幼児・小学校低学年のお子さんと親御さんを対象にした“食育”の本。「親子でつくる健康自然食」のレシピを主に、絵本ページなどを交えて食生活の基本と大切さをわかりやすく解説しています。単身者・料理初心者にとっても格好の健康料理入門書になります。

B5判・120P（オールカラー）　1600円（本体）　978-4-89332-054-4

# アレルギーの子どものための健康レシピ

高畑 康子 著

アレルギー疾患にはアレルギー体質を改善したり、抵抗力を高める和食が最適。和食は健康長寿食でもありますから、ぜひご家族で!

B5判・148P（オールカラー）　1400円（本体）　978-4-89332-063-6

玄米を手軽に美味しく食べる本

# 玄米粉料理 入門

高畑　康子　著

玄米粉の良さをマンガと文で、毎日作りたくなる玄米粉料理をカラーで紹介。ごはん類や麺類、スープから和・洋菓子、飲み物まで多彩なレシピがずらり!健康効果抜群のメニューが存分に味わえます。

B5判・96P（カラー62P・マンガ24P）　1500円（本体）　978-4-89332-039-1

■健康・長寿の原理を説く、他

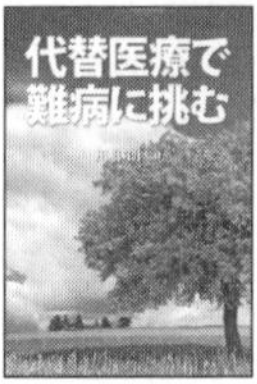


A5判・204P
1600円（本体）

## 代替医療で難病に挑む

川嶋 朗 監修

現代西洋医学でもなお克服できない難病にどう対するか？その限界を補うことが可能な代替医療をクローズアップし、多様な療法の概要と基本、効果、留意点などをわかりやすく紹介。西洋医学をベースに代替療法を活用する「統合医療」についても詳述。

978-4-89332-061-2

■趣味で毎日健康に

## 首都圏 日帰り鉄道の旅

松本 典久 著　A5判・144P（オールカラー） 1500円（本体）

鉄道に乗って、小さな旅に出かけてみませんか？本書は長年鉄道ライターとして活躍し、鉄道旅にも造詣の深い著者による、首都圏のローカル線と沿線の魅力を伝える紀行ガイド、誘いの書です。

978-4-89332-069-8

## 九州絶品温泉 ドコ行こ？

北出 恭子 著　A5判・160P（オールカラー） 1500円（本体）

タレントで温泉アナリストの著者が愛する九州の温泉を泉質重視で厳選し、その魅力を余すところなく紹介。　978-4-89332-068-1

## いきいき健康「脳活俳句」入門

石 寒太・谷村 鯛夢 著　四六判・264P 1500円（本体）

脳はもとより、心と体も活性化させる〈健康俳句〉の入門書。金子兜太・嵐山光三郎氏を迎えての「快老俳談」も収載。978-4-89332-066-7

## 中高年のための日本の三千メートル峰

八重 勉 著　A5判・180P（口絵カラー8P） 1400円（本体）

長年、日本アルプスの高峰に親しんできた著者が、その体験に基づいて、非力な中高年の視点から、日本の三千メートル峰の登り方をアドバイス。

978-4-89332-058-2

## 愛犬と幸せに暮らす健康バイブル

本村 伸子 著　A5判・188P（口絵カラー4P） 1800円（本体）

手作り食、健康チェック、病気の対処法、健康法、老後のケアなど情報満載! 前著は『愛犬を病気・肥満から守る健康ごはん』。

978-4-89332-056-8

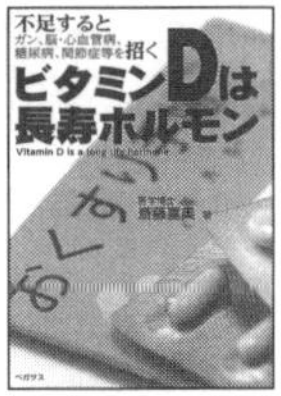


## ビタミンDは長寿ホルモン

斎藤 嘉美　著

ビタミンDはがんや認知症、老化など様々な病気の抑制に関与しており、健康な生活を送る上で欠かせない長寿ホルモンです。本書はその重要性や効果的な摂り方を解説。最新版では新型コロナに対する予防・重症化防止効果について大幅加筆。

四六判・164P
1200円（本体）
978-4-89332-059-9

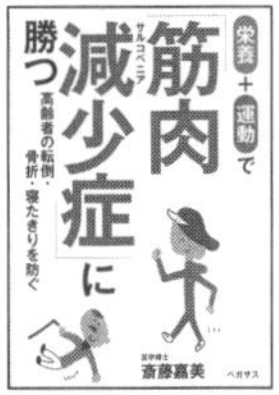


栄養＋運動で

## 筋肉減少症《サルコペニア》に勝つ

斎藤 嘉美　著

健康寿命の延伸を阻む要因として、近年注目され始めた「筋肉減少症」。かつては「年齢だから」と放置されてきましたが、近年の研究で予防や改善できることが分かってきました。本書では、最新の研究に基づいて予防法などを解説しています。

四六判・138P
1200円（本体）
978-4-89332-070-4

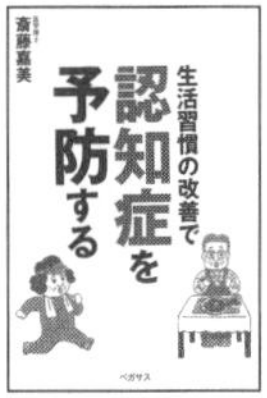


生活習慣の改善で

## 認知症を予防する

斎藤 嘉美 著

超高齢社会に突入した日本では、認知症患者が急増しています。認知症は一度発症すると治療が困難ですが、生活習慣の改善で予防することが可能です。本書は最新の豊富な研究データを元に、認知症の危険因子とその予防法を解説します。

四六判・148P
1400円（本体）
978-4-89332-071-1

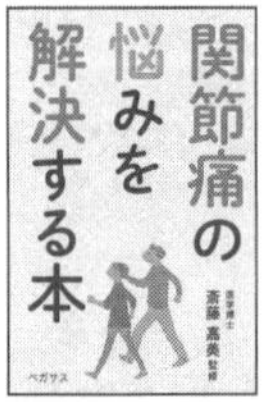


## 関節痛の悩みを解決する本

斎藤　嘉美　監修

本書は日本で急増する関節痛の治療法や予防法、そして関節痛に顕著な効果があるとされる健康素材「非変性II型コラーゲン」の有用性を、豊富な試験データとともに詳しく紹介しています。

四六判・116P
1200円（本体）
978-4-89332-073-5

■健康・長寿の原理を説く、他

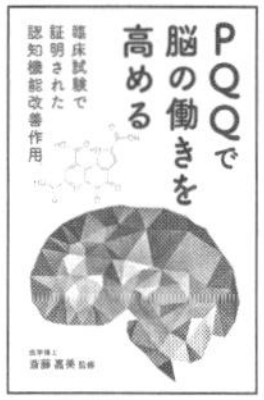


## PQQで脳の働きを高める

医学博士 斎藤嘉美 監修

発症すると治療困難な認知症ですが、生活習慣の改善で予防することが可能です。本書は、認知症の予防に有効な生活習慣を紹介するとともに、優れた認知機能改善素材であるPQQの有用性を紹介します。

四六判・106P
1200円（本体）
978-4-89332-072-8

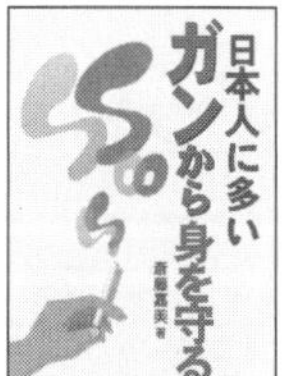


## 日本人に多いガンから身を守る

斎藤 嘉美　著

日本人に多い各種のガンから身を守るには、どのような生活習慣が望ましいかを、信頼できる疫学的研究に基づいて部位別に分かりやすく解説。

四六判・320P
1600円（本体）
4-89332-048-3

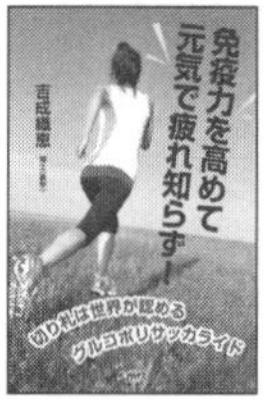


## 免疫力を高めて元気で疲れ知らず！

### ～切り札は世界が認めるグルコポリサッカライド～

吉成 織恵 著

健康長寿の決め手・免疫の基本をわかりやすく述べ、その活性化に働くパン酵母由来のグルコポリサッカライドの機能性を紹介。生活習慣や体験例も詳述。

四六判・152P
1200円（本体）
978-4-89332-065-0

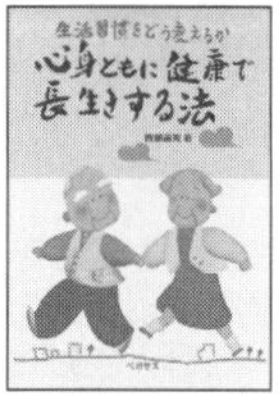


生活習慣をどう変えるか

## 心身ともに健康で長生きする法

斎藤 嘉美　著

ボケ・寝たきり老人にならないで元気に長生きするには、何よりも生活習慣が大事です。本書は、食生活・運動・休養・心のもち方と、生活習慣病や老化の関係を点検し、正しい健康法を説いています。

B6判・328P
1429円（本体）
4-89332-037-8

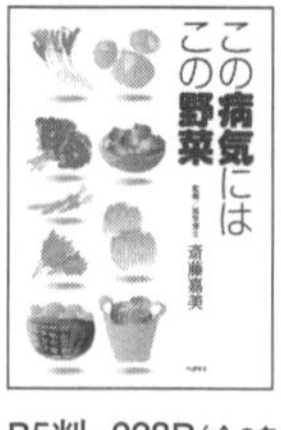


## この病気には この野菜

斎藤 嘉美 監修

糖尿病やガン、高血圧などの生活習慣病を予防・改善し、老化や日常的な病気・症状を克服するには？　病気ごとに、食事の基本、効果的な野菜とその食べ方などを紹介。

B5判・228P（全2色）　1600円（本体）　978-4-89332-057-5

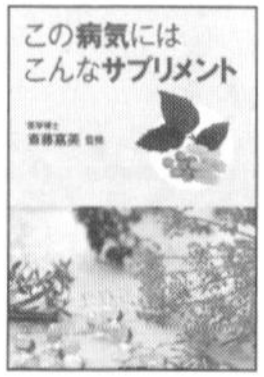


## この病気には こんなサプリメント

斎藤 嘉美 監修

サプリメントの役割を易しく述べ、科学的根拠（エビデンス）のあるものを病気・症状ごとに解説。ベースとなる食事の基本も併記しています。

四六判・180P
1200円（本体）　978-4-89332-064-3

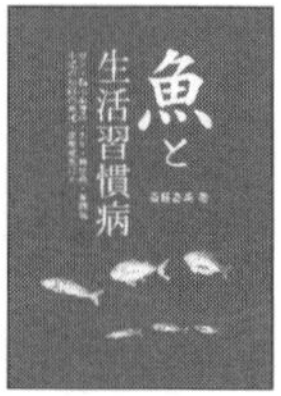


## 魚と生活習慣病

### ガン・脳心血管病・ボケ・糖尿病・腎臓病 小児の知能の発達・皮膚疾患ほか

斎藤 嘉美 著

魚介類は長年、日本人の健康長寿を支えてきた優れた栄養食品です。本書は、魚介類がガンや脳心血管病などの生活習慣病の予防・改善や知能の発達にいかに有用であるかを解説しています。

A5判・288P
1600円（本体）　4-89332-050-5

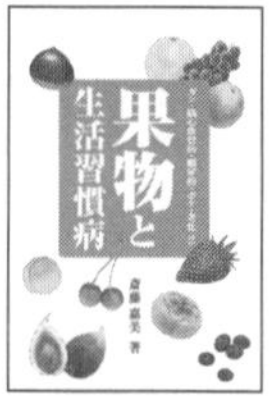


## 果物と生活習慣病

### ガン・脳心血管病・糖尿病・ボケ・老化ほか

斎藤 嘉美 著

果物はそのおいしさから、私たちの食生活を豊かにするとともに、さまざまな健康効果をもたらします。本書は、果物の優れた栄養価や生活習慣病に対する効能を解説。効果的な食べ方も紹介しています。

A5判・288P
1600円（本体）　978-4-89332-052-0

■食物の薬効を活用する

## タマネギで高血圧・糖尿病に勝つ

### 〜 ガンを防ぐとの報告も！ 〜

宮尾 興平・山田 京子　著

タマネギは動脈硬化、高脂血症、高血圧、糖尿病などに著効があります。本書は、前編でタマネギの薬効や成分、食べ方などを説明し、後編でタマネギを使った予防・治療食の作り方を収めてあります。

B6判・216P（口絵カラー8P）　1165円（本体）　4-89332-029-7

## タマネギはやはり糖尿病の妙薬

### 〜 80%の患者に有効という報告 〜

斎藤 嘉美・宮尾 興平　著

タマネギは血糖値を下げるだけでなく、合併症の予防・改善にも役立ちます。本書は、タマネギの「糖尿病薬」としての効能を検証したもの。タマネギで糖尿病を克服した方の手記も収めてあります。

B6判・188P　1143円（本体）　4-89332-036-X

### 最新の科学が証明する多彩な効用

## タマネギは ガン・心血管病・ぜんそく・骨粗鬆症 にも有効

斎藤 嘉美　著

信頼できる多くの研究報告と著者自身の臨床試験を基に、生活習慣病等に対するタマネギの予防・改善効果を検証し、どんなタマネギをどのくらい、どのように食べればよいかを、病気ごとに説いています。

B6判・288P　1400円（本体）　4-89332-040-8

### ガン・心血管病・糖尿病・ぜんそく他

## 生活習慣病に勝つタマネギ料理

山田 梗湖　著／斎藤 嘉美　監修

ガン・心血管病・糖尿病などの病気ごとに、最も効果的な食べ方を追求したタマネギ料理の本。タマネギ以外の材料もその病気の予防・改善に有効なものを用い、タマネギの効果を高めるよう工夫してあります。

A5判・128P（カラー104P）　1400円（本体）　978-4-89332-042-1

和となりました。それまでの3年間、あらゆる場面でマスクを着用し、外すとなると勇気が要りますが、感染が比較的落ちついている地域ならマスク着用は緩和し始めても良いでしょう。具体的には、周囲に人がいない、あまり人と話をしないような場所では必要なく、近所の人と話をすることがあれば随時マスクを着用するなど上手に対応すれば良いでしょう。ただし、屋内で複数の人がいるような場所ではマスクを必要とすることも多いかもしれませんが、会話のほとんどない場所（図書館など）ではしなくても良いでしょう。

小児の場合、学校活動で屋外体育、休み時間や教室であまり話をしない場面でも外して良いでしょう。

タリックら（2021年）は、新型コロナウイルス感染症の発生・死亡の予防に関する各種の公衆衛生措置の有効性をメタ解析（複数の研究を解析し、総合的に評価すること）しています。その結果、措置の有無での発生低減は手洗い53%、マスク着用53%、ソーシャルディスタンス（三密を避ける）25%という成績が出ています。

# 第二部

## 「新型コロナウイルス感染症」に対抗する栄養成分

# 第10章　新型コロナウイルス感染症の予防・重症化防止に期待される栄養成分

本症の感染リスクの予防及び重症化防止に有用とされる栄養成分として抗ウイルス作用、免疫調整作用、抗炎症作用を有するものが各種あり、その中で期待されるものとして

・ビタミンD（VD）
・亜鉛（Zn）
・マグネシウム（Mg）
・セレン（Se）
・オメガ3脂肪酸（ω－3）
・ビタミンC（VC）

などが挙げられます。クレメンテら（2021年）は、『COVID-19パンデミックにおける栄養』と題して栄養学的介入を示していますが、その中で欠乏状態を避けるものとしてビタミンD、C、B12、Se、ω－3などを挙げています。

# 第11章　ビタミンD（VD）

２０２０年後半からビタミンDと新型コロナウイルスとの関係についての報告が各国から多数出ており、予防効果を支持する根拠が強いようです。私は『ビタミンDは長寿ホルモン』（ペガサス刊）と題してビタミンDの多能性作用を報告していますが、以前より細菌やウイルスなどの感染予防に、ビタミンDがビタミンD受容体に結合することで抗微生物ペプチドが作られて働いていることがわかっていました。

ストレプトマイシン（抗結核薬）が登場する前は、結核治療には大気（日光）、安静、栄養といわれていましたが、日光がなぜ結核に効くのかという謎が解明されたのです。日光を浴びると皮膚でビタミンDが作られ、さらに抗微生物ペプチドができるからです。

ビタミンDが最初に注目されたのは骨との関係です。骨の発育障害である「くる病」の原因物質が１９２５年にアメリカの科学者マッカラムによって特定され、ビタミンDと名付けられました。その時点でビタミンAからCまで発見されていたので「D」になったわけです。

ビタミンDには構造の違いでD2～D7の6種類が判明しましたが、強い生理活性を持つのはD2とD3だけです。なお、ビタミンD1は後にD2とD3の混合物とわかり、欠番になっています。

食物由来のビタミンDはD2とD3で、植物由来はビタミンD2、動物由来はビタミンD3です。ビタミンD2は皮膚でも作られますが、いずれも腸または皮下から血中に入り、全身を循環し脂肪細胞に蓄積されます。

ビタミンDは血中を循環する過程でタンパク質と結合して肝臓に運ばれると、酵素で代謝され、不活性型の25-ヒドロキシビタミンD（(25OH)D）になり、さらに肝臓から放出されて腎臓に運ばれ、活性型の1,25ジヒドロキシビタミンD（1,25-(OH)$_2$D）になります。ただし、体内のビタミンD濃度測定には前者の不活性型を使います。活性型ビタミンDは腎臓で合成され、その合成量は様々な因子で調節されているので、ビタミンではなくホルモンといえます。しかも、腎臓以外でも多くの臓器や組織、細胞で産生されます。脳、神経、肝臓、肺、副腎、胃、大腸、小腸、脾臓、その他の臓器やリンパ球などの免疫細胞（200種以上の臓器、細胞）にビタミンDの受容体があるからです。

## ◎ビタミンDと免疫系

マルステイラとカンタトーレ（２０１０年）は、活性型ビタミンDが複雑な免疫調整に働いている機序をまとめています。即ち、ビタミンDはT、B細胞の調整に関する多種のインターロイキン（情報伝達物質）に作用して免疫細胞によって産生される仲介細胞の調整に働いています。主たる作用は次のとおりです。

①　Ⅰ型ヘルパーT細胞（TH1細胞：インターフェロン2、γを分泌する細胞）に働いて貪食細胞を活性化して貪食作用を増強する

②　Ⅱ型ヘルパーT細胞（TH2細胞：インターロイキン4、5、10などを分泌する細胞）に働いてB細胞を活性化し、抗体産生を増強する

③　制御性T細胞（Treg細胞：CD4／CD25などを調整するT細胞）を活性化してサイトカインストームを抑制する

さらに、ヨーンら（２０１５年）は、気管支喘息、慢性副鼻腔炎、アレルギー性鼻炎のような炎症性気道疾患でビタミンD3が重要な役割を有するとして、ビタミンD3の気道感染症に対する効果をまとめています。すなわち、

①　上皮細胞、貪食細胞でのカテリシジン（抗微生物ペプチド）分泌を促進
②　貪食細胞の増殖とインターロイキン1β（腫瘍壊死因子TNF-αやインターロイキン2などの炎症性サイトカインの産生を低下させる）の分泌
③　制御性T細胞を誘導
④　形質細胞様樹状細胞を活性化してインターフェロンα、β（免疫を活性化する）の産生を促進
⑤　単球から樹状細胞への分化や成長を抑制（共同刺激分子のCD80、86発現低下による）
⑥　B細胞の免疫グロブリンG（IgG）、M（IgM）の産生、分化を抑制
⑦　貪食細胞の炎症性サイトカイン分泌を抑制
⑧　上皮細胞、線維芽細胞での免疫性サイトカイン、成長因子の分泌抑制
⑨　線維芽細胞の増強とマトリックスメタロプロテアーゼ（MMP：コラーゲンやプロテクチン）と細胞外マトリックス産生の抑制

以上により、活性型ビタミンD3は多くの免疫機能を高めるとともに（①〜④）、過剰な炎症反応を抑制する（⑤〜⑨）ことで、感染症に対して有用であると考えられます。

## ◎ビタミンDと気道感染症

ファムら（2019年）は急性気道感染症と血中不活性型の25－ヒドロキシビタミンD（ビタミンD）濃度についてはメタ解析を行っています。その結果、血清（血液のうち、血球をのぞいた液体のこと）25－ヒドロキシビタミンD濃度は急性気道感染症リスクと負の相関（一方が増えるともう一方が減る関係）を示し、ビタミンD濃度の最高群を1とした場合、最低群のオッズ比（OR）は1・83で、83％のリスク増加を示し、重症化に関しても同様にオッズ比は2・46となり、約2・5倍のリスクと有意に高値を示しました。

25－ヒドロキシビタミンD濃度は10ナノモル／リットル低下するごとに気道感染症リスクのオッズ比が1・02ずつ増加しましたが、濃度が37・5ナノモル／リットル以下になると感染リスクは鋭い増加を示しました。したがって、ビタミンD欠乏が急性気道感染症のリスクとなることが示唆されています。

日本では桒原《くわばら》晶子ら（2020年）が施設入所高齢者148人（男性31人女性117人）を対象とした1年間の観察期間で血中25－ヒドロキシビタミンD濃度と上気道感染症および肺炎の感染率を解析し、血清25－ヒドロキシビタミンD濃度10ナノグラム／ミリリットル未満の群（ビタミンD欠乏群）では感染リスクが有意に高い結果を示しました。

マルティノーら（2017年）は、25件の無作為対照試験のメタ解析を行い、1132人（0〜95歳）の中から適格者1093人（96・1％）を対象に解析が行われました。その結果、ビタミンD補充は全対象者で急性気道感染症のリスクを19％低減しました。ただし、毎日または毎週投与ではリスクが19％低減しましたが、1回だけ、またはより大量投与では効果は認められませんでした。なお、予防効果は毎日または毎週投与例において、ベースラインの25－ヒドロキシビタミンD値が25ナノモル／リットル以上よりも以下の例でより強い効果が現れていました（オッズ比0・3対0・75）。

結論として、ビタミンDは急性気道感染症を予防し、特にビタミンD欠乏者でより有効度が得られています。

なお、ユン・ファングら（2019年）はビタミンD欠乏と市中肺炎リスクとの関係について8件（2万9966人）の文献を検索・分析したところ、ビタミンD欠乏（25－ヒドロキシビタミンD値20ナノグラム／ミリリットル未満）群では64％の肺炎リスク増加を示しました。

## ◎ビタミンDと新型コロナ感染症

ビタミンDは前述のように免疫調節作用として自然免疫および獲得免疫の活性化や、抗微生物ペプチド産生、抗炎症作用としての抗炎症サイトカイン誘導、催炎症性サイトカイン抑制、そしてサイトカインストームの抑制など、ウイルス感染リスクを低減するだけでなく、感染した場合の重症化を予防します。さらに、レニン・アンジオテンシン系（RAS・アンジオテンシンを産生する機構）を調節する作用もあります。

①レニン活性抑制を介してアンジオテンシンⅡ産生減少を生じ、細胞障害を抑制する
②ACE2増加により、アンジオテンシン（1－7）産生を促進してMas受容体活性化により細胞を保護する

なお、このMas受容体とは血圧を低く保つ鍵であるとされ、気管平滑筋細胞や細胞上皮、血小板に発現しています。

アンジオテンシン（1－7）は肺の炎症を抑制し、線維化やリンパ球・好中球の浸潤を減らし、線維化を防止します。そして、アンジオテンシン（1－7）によるMas受容体の刺激は血管拡張効果のあるプロスタサイクリンやNO（一酸化窒素）を放出し、血管拡

張に働き、アンジオテンシンⅡタイプⅠ受容体による催炎症作用に拮抗して抗血栓作用を発揮します。

新型コロナウイルスとＲＡＳ系との相互作用としては、ウイルスがＡＣＥ２と結合してウイルス複合体の細胞内の取り込み後に表面のＡＣＥ２は働きが弱くなり、アンジオテンシンⅡ優位となります。

サングら（２０２０年）は高血圧患者１１２８例で、うち１８８例のＡＣＥＩ（ＡＣＥ阻害薬）ないしＡＲＢ（アンジオテンシンⅡ受容体拮抗薬）服用者で後ろ向き研究（一定の期間を経てから過去に遡ってデータを取る研究）を行ったところ、全死亡のリスクは新型コロナ感染症に関して投与群で58％も低い結果が得られ、重症化予防が降圧薬で期待されるとしています。

## ◎血中ビタミンD濃度と新型コロナウイルス感染症との関係

血中ビタミンＤ濃度とＰＣＲ陽性、陰性との関係は（表７）のとおりで、ビタミンＤ濃度が充足している群と比べて欠乏ないし不足群では本症発生率が４件すべてで高い結果が得られています。

| 発表者 | 症例(人) | 陽性(人)<br>陰性(人) | 血中VD | | | 平均VD | 罹患率<br>との相関 |
|---|---|---|---|---|---|---|---|
| | | | 欠乏 | 不足 | 充足 | | |
| Baktashら<br>イギリス | 105 | 70<br>35 | 39人<br>0 | | 31人<br>35人 | 27.0※1)<br>52.0 | あり |
| Meltzerら<br>アメリカ | 489 | 71<br>418 | 21.6% | | 12.20% | | あり<br>(相対リスク1.77) |
| Merzonら<br>イスラエル | 7807 | 782<br>7025 | 105人<br>915 | 598人<br>5050 | 78人<br>1060 | 19.05※2)<br>20.55 | あり |
| D'Avolio<br>スイス | 107 | 27<br>80 | | | | 11.1※2)<br>24.6 | あり |

※1）nmol/L　※2）ng/mL

**表7　血中VD濃度とPCR陽性・陰性との関係**

ＰＣＲ陽性例での血中ビタミンＤ濃度と重症度との関係は（表８）のとおりで、オーストリアの１件以外の６件でビタミンＤ濃度が欠乏ないし不足の群で重症度が高い結果となっています。死亡との相関の有無は一定していませんでした。

カウフマンら（２０２１年）は50州全てのアメリカ人19万人以上の患者を対象として陽性率は９・３％で血中ビタミンＤ欠乏群より充足群またはそれ以上の群で罹患率が低い結果でした。

アリピオら（２０２０年）はビタミンＤの濃度が不足または欠乏している症例では重症例（最重症は集中治療を必要とする呼吸不全例）が多いのに対して、充足例ではほとんどが軽症例でした（図15）。

サブラマニアンら（２０２２年）は『ビタミンＤとCOVID-19再考』と題して最近の多くの報告例

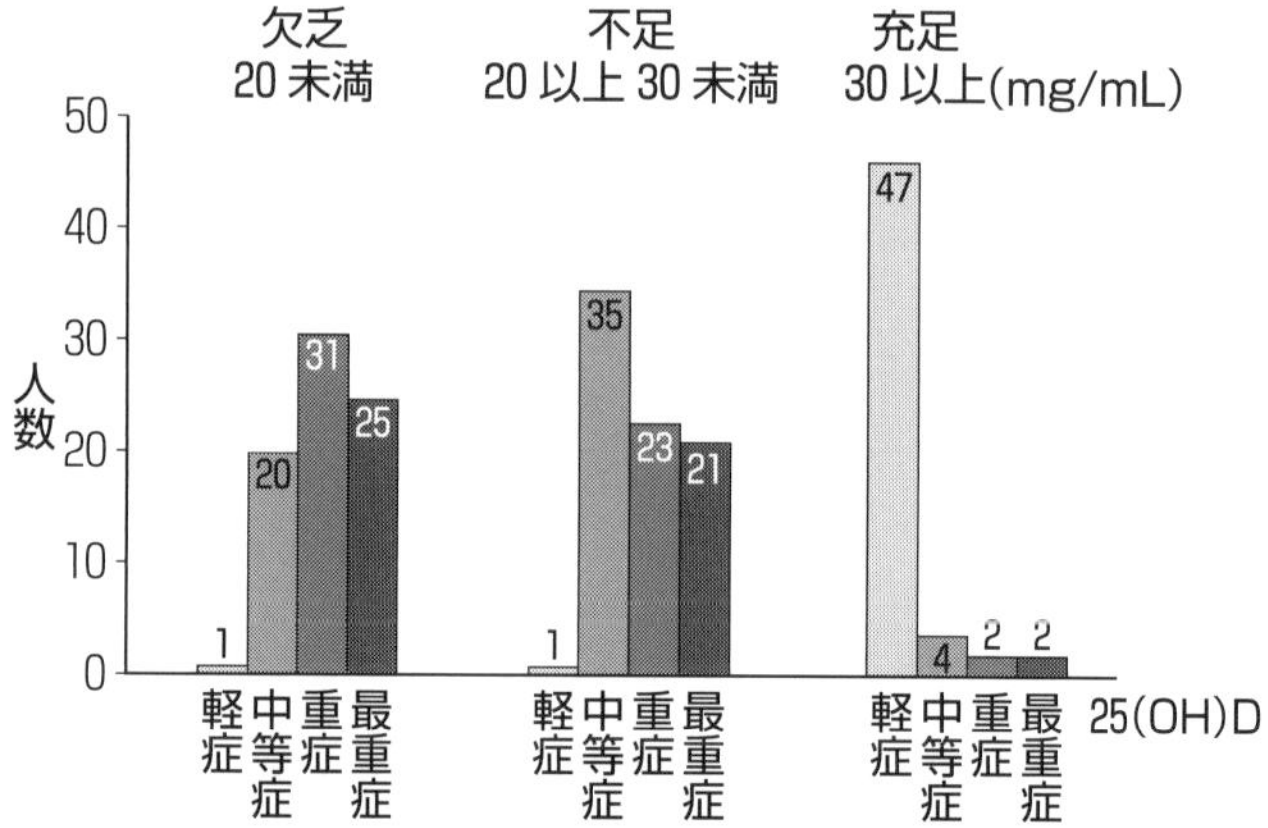


**図15　新型コロナウイルス感染症の重症度とビタミンD血中濃度**

（アリピオら、2020 年）

をまとめています。血清25－ヒドロキシビタミンD値と新型コロナウイルス感染症入院患者の重症度と死亡との関係では、重症度との相関ありが6件、なしが5件、死亡との関係ありが13件、なしが15件と結果は様々でしたが、（表8）の調査結果と合わせると、ビタミンD欠乏ないし不足は、新型コロナウイルス感染症の重症化リスクと相関することが示唆されます。

　血清25－ヒドロキシビタミンDと新型コロナウイルス感染、入院リスクとの関係は、9件で検討されており（表9）、大半は「あり」との関係でした。

| 発表者 | 陽性例 | 血中VD<br>欠乏 | <br>不足 | <br>充足 | 平均<br>VD濃度 | 罹患率<br>との相関 | 重症度<br>との相関 | 死亡との<br>相関 |
|---|---|---|---|---|---|---|---|---|
| Radujkovic ら<br>ドイツ | 185人 | | | | 外来 28.6<br>入院 14.6 | ※2) | あり | あり |
| Munshi ら<br>7か国研究メタ解析 | 1195 | 予後不良<br>634 | | 良好<br>669 | | | あり※3) | |
| Panagiotou ら<br>イギリス | 134 | <50<br>56<br>34 | ※1) | ≧55<br>36<br>88 | 医療病棟<br>集中<br>治療室 | | あり | — |
| Maghbooli ら<br>イラン | 235 | 158 | | 77 | | | あり | あり |
| Kaufman ら<br>アメリカ | 191.779人<br>陽性 9.3% | <20<br>12.5 | 30〜34<br>8.1 | ≧55<br>5.9 | （罹患率） | あり | | |
| Pizzini ら<br>オーストリア | 109 | 重症<br>50人 | 中重度<br>54 | 軽症<br>64 | | | — | |
| Alipio ら<br>フィリピン | 212 | 1人<br>20<br>31<br>25 | 1人<br>35<br>23<br>21 | 1人<br>4<br>2<br>2 | 軽度<br>中重度<br>重度<br>最重度 | | あり | |
| Ilie ら<br>欧州20か国 | 93〜<br>4736 | | | | ※1)<br>39〜81.5 | あり | | あり |

平均VD濃度（血中） ※1）nmol/L　　VD欠乏　20ng/mL未満
※2）ng/mL　　不足　20〜30ng/mL未満
※3）予後不良群はVD低値　　充足　30ng/mL以上
（相対リスク　5.12）

**表8　血中VD濃度とPCR陽性例での罹患率・重症度・死亡**

| 発表者 | 国 | 横断研究 | コホート研究 | 後ろ向き研究 | 症例（人） | 感染リスク血清25（OH）D値との関係 |
|---|---|---|---|---|---|---|
| Faniyiら | イギリス | ○ | | | 392 | ＜30で血清反応陽性増加※1） |
| Liら | アメリカ | | ○ | | 18,148 | 相関なし |
| Judeら | イギリス | | | ○ | 80,670 | ＜50で入院リスク増加※1） |
| Cozierら | アメリカ | | | ○ | 5,081 | ＜29で感染リスク増加（黒人女性）※2） |
| Crandellら | アメリカ | | | ○ | 21,629 | 10増加毎にテスト陽性率低下（白人）※2） |
| Liら | イギリス | | | ○ | 417,342 | 相関なし |
| Maら | アメリカ | | | ○ | 39,315 | 5分後で最大平均34.7対最小25.2との対比で最大で感染リスク低い※2） |
| Sealら | アメリカ | | | ○ | 4,599 | ビタミンD濃度と入院・死亡と負の相関 |
| Israelら | イスラエル | | | ○ | 41,757<br>2,533 | ＜30で感染リスク増加<br>※1）低値で重症度増加 |

※1）nmol/L　※2）ng/mL

※横断研究＝ある集団の特定の1時点のデータを分析する研究
※コホート研究＝同じ地域など条件の近い集団（コホート）を対象に行う研究
※後ろ向き研究＝対象の過去に遡ってデータを分析する研究

**表9　血清25（OH）D（ビタミンD）と新型コロナウイルス感染・入院との関係**

## ◎新型コロナウイルス感染者へのビタミンD補充とその結果

『ビタミンDは長寿ホルモン』での文献は、患者に試みた報告は2件しかありませんでした。スペインのクエントレナスら（2020年）は、76人のPCR陽性、肺炎像の所見のある入院患者を対象に標準的治療に加え大量のビタミンD製剤（カルシフェディオル0・532mg／日）投与群50例、非投与群26例を検討したところ、投与群では、ICU必要例が1例のみで死亡例はなく、全員退院しています。一方、非投与群ではICU必要例が13例（50％）、死亡2例で退院は24例でした。標準治療に加え、ビタミンD製剤の大量投与によって重症例が著しく少なくなった結果を示しました。

アメリカのオヘグブラン（2020年）は本症感染者で血中ビタミンD欠乏の4例にビタミンDを標準量（エルゴカルシフェロール1000国際単位／日）と高用量（エルゴカルシフェロール5万国際単位／日）を5日間服用させたところ、後者でのみ入院期間の短縮、酸素需要低減、炎症マーカー値低下などの結果が得られています。

前述のサブラマニアンら（2022年）は、ビタミンD補充と臨床的転帰（病状の結果）に関して9件の報告を分析し、7件では何らかの有効性が得られていますが、ビタミンD

補充の効果を急速に得るためには大量のビタミンD投与が必要であるとしています。

ソリスら（2022年）は11件のビタミンD補充と新型コロナウイルス感染症のレビューを行い、ビタミンD単独投与では有効性はなく、標準治療と合わせて行う必要性を述べています。

以上より、ビタミンD不足、欠乏は本感染症のリスクと関連するので、さらなる大規模なコホート研究が望まれます。血中のビタミンDを最適濃度（少なくとも30ナノグラム／ミリリットル以上）に維持できれば新型コロナウイルス感染の予防、そして感染しても重症化を防ぐ方法になると考えられます。

したがって、保険適用ではありませんが、血中ビタミンD濃度を測定することが望まれます。さらに、本症の危険因子である脳心血管病、慢性腎臓病、慢性閉塞性肺疾患、糖尿病、肥満にはすべてビタミンD不足が関与しており、危険因子の基礎疾患の改善にもビタミンDの補充が有用と考えられます。

## ◎ビタミンDはロングコビットに有用か

ビタミンDが新型コロナ感染症の後遺症に有効かに関しては、タウンゼントら（202

1年）が25－ヒドロキシビタミンD濃度と疲労との関係を調べ、関連がなかったことを示しています。ただし、ロングコビットの予防または縮小化には感染前または感染中にビタミンD濃度を上昇させておくことが大切と述べています。

## ◎推奨されるビタミンDの摂取量

一般的には1000国際単位（25マイクログラム／日）以上とされていますが、2000～5000国際単位の摂取で血中濃度が40～80マイクログラム／ミリリットルになり、充足状態になります。感染リスクの高い時期には、より高用量の摂取が必要かも知れません。感染リスクの高い人では1万国際単位／日のビタミンDを数週間摂取して血中濃度を十分に上げ、以後、5000国際単位／日摂取することを推奨する研究者もいます（グラントら、2020年）。

## ◎ビタミンDの多い食材など

日光浴、魚やキノコ類の摂取、補助的サプリメントの使用によりビタミンD濃度を充足域に維持することが重要です（表10）。

（μg/ 可食部100g あたり）

| 食品名 | 含有量 | 食品名 | 含有量 | 食品名 | 含有量 |
|---|---|---|---|---|---|
| **〔魚類（加工品を含む）〕** | | タチウオ | 14.0 | マダイ | 5.0 |
| あんきも | 110.0 | コイ | 14.0 | クロマグロ（赤身） | 5.0 |
| しらす干し（半乾燥品） | 61.0 | カレイ | 13.0 | ハモ | 5.0 |
| マイワシ（みりん干し） | 53.0 | カズノコ | 13.0 | ヒラマサ | 5.0 |
| マイワシ（丸干し） | 50.0 | マカジキ | 12.0 | つみれ | 5.0 |
| たたみいわし | 50.0 | メジマグロ | 12.0 | かまぼこ | 2.0 |
| 身欠きにしん | 50.0 | めざし | 11.0 | | |
| スジコ | 47.0 | カマス | 11.0 | **〔キノコ類〕** | |
| イクラ | 44.0 | サバ（焼き） | 11.0 | シイタケ（乾） | 17.0 |
| カワハギ | 43.0 | メカジキ（焼き） | 10.0 | マイタケ（乾） | 20.0 |
| クロカジキ | 38.0 | ニジマス | 11.0 | ウスヒラタケ | 2.4 |
| ベニザケ | 33.0 | さば水煮缶 | 4.3 | ホンシメジ | 0.6 |
| からすみ | 33.0 | 焼きイワシ | 14.0 | マツタケ | 0.6 |
| シロサケ | 32.0 | スズキ | 10.0 | マイタケ | 4.9 |
| スモークサーモン | 28.0 | マイワシ | 32.0 | ブナシメジ | 0.5 |
| （ベニザケの薫製） | | キビナゴ | 10.0 | シイタケ | 0.4 |
| 塩ざけ | 23.0 | ボラ | 10.0 | エリンギ | 1.2 |
| ニシン | 22.0 | カツオ（秋） | 9.0 | マッシュルーム | 0.3 |
| イカナゴ | 21.0 | キス | 0.7 | **〔肉類・卵類〕** | |
| ウナギ（かば焼き） | 19.0 | アイナメ | 9.0 | アヒル | 30.8 |
| サンマ（焼き） | 13.0 | ブリ | 8.0 | ピータン | 6.2 |
| シマアジ | 18.0 | ヤマメ | 8.0 | 鶏卵（卵黄） | 12.0 |
| 煮干し | 18.0 | サワラ | 7.0 | カモ | 3.1 |
| イサキ | 15.0 | ムロアジ | 6.0 | ウズラ卵 | 2.5 |
| ギンザケ | 15.0 | マフグ | 6.0 | 鶏卵（全卵） | 3.8 |

**表10　ビタミンDと食品**

（文部科学省『日本食品標準成分表（八訂）増補』2023 年より）

# 第12章　亜鉛（Zn）

亜鉛は300種類以上の酵素の活性化に必要な成分で、細胞分裂や核酸（DNA・RNA）の代謝・合成に不可欠です。主な亜鉛酵素には、DNAポリメラーゼ、アルカリホスファターゼ（ALP）、アルコール脱水素酵素（ADH）、スーパーオキシドジスムターゼ（SOD）などがあります。したがって酵素活性に働く亜鉛の生理作用は多彩で、身長の伸び（小児）、皮膚代謝、生殖機能（特に男性）、骨格発育、味覚維持、精神・行動への影響、免疫機能などに関与しています。

食物中の亜鉛は主に十二指腸、空腸で吸収され（吸収率30％）、血中ではアルブミンまたはα2マクログロブリンと結合して全身に運ばれます。血中では80％が赤血球、20％が血清、約3％が血小板・白血球に存在します。亜鉛の主な排泄経路は膵液から腸管への排泄で、尿中への排泄は極めて少なく、汗からも排泄されます。

亜鉛の体内分布は広く、筋肉60％、骨20～30％、皮膚8％、肝臓4～6％、消化管・膵臓2・8％、脾臓1・6％、その他（腎臓、脳、血液、前立腺、眼）で、濃度は図の通りです（図16）。

亜鉛は体内にわずか2・5グラム位しかない（体重70キログラムの成人男性の場合）ので、必要度が非常に高く、毎日食事から摂取しなければ欠乏症になりやすいのです。

「日本人の食事摂取基準（2020年版）」では、亜鉛摂取の推奨量は、成人男性で11ミリグラム／日、女性で8ミリグラム／日であり、妊婦・授乳婦ではそれぞれ2ミリグラム／日、3ミリグラム／日が付加量とされています。一方、厚生労働省が発表した国民健康栄養調査報告（2019年）では男女ともに20代以降の平均亜鉛摂取量は推奨量より少ない報告がなされています。

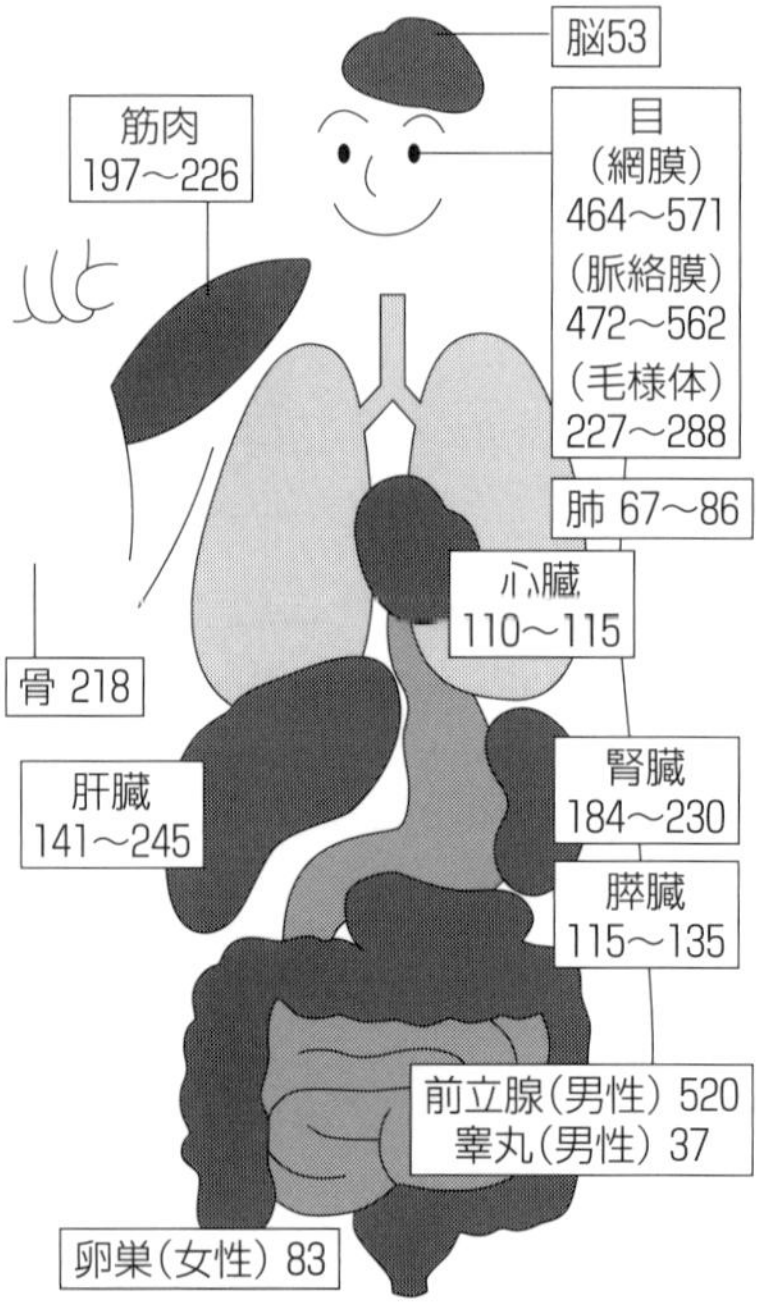


**図16　組織中に含まれる亜鉛濃度**

（プラサドら、1963年）

1961年、プラサド

1）摂取不足：低亜鉛母乳栄養、低亜鉛食（動物性タンパク質の少ない食事（菜食主義者）、低栄養、高齢者
2）吸収不全：慢性肝障害、炎症性腸疾患、短腸症候群、フィチン酸（穀物や魚類の外皮に多く含まれる）や食物繊維の摂取過剰
3）需要増大：低出生体重児で母乳栄養、妊娠
4）排泄増加：糖尿病、腎臓病、溶血性貧血、血液透析、スポーツ、キレート作用のある薬剤の長期服用（関節リウマチでのD-ペニシラミン・インドメタシン、糖尿病でのビグアナイド、痛風でのアロプリノールなど）

**表11　亜鉛欠乏を来す要因**

らがヒトの亜鉛欠乏症を示唆する論文を発表して以来、多くの欠乏症状が報告されてきました。現在では亜鉛欠乏は世界で20億人を超えており、日本の発症率は15～25％と先進国中、最も高いと報告されていますが、症状は多彩で気づいていない人が多いようです。

## ◎亜鉛欠乏症の要因

低出生体重児、妊婦、高齢者、キレート作用のある（カルシウムの吸収を促進する）薬剤の長期服用などは、亜鉛欠乏になりやすくなります（表11）。亜鉛が欠乏すると亜鉛が関与する酵素活性が低下し、タンパク合成が盛んな細胞・臓器や亜鉛が高濃度に存在する細胞・臓器で障害や症状が出やすくなります。

1）皮膚炎：口、鼻、臀部などや爪周囲に発症
2）味覚障害：特徴的症状で特に薬剤による障害が多い（金属味、苦味、嫌な味など）
3）貧血：赤血球の分化・増殖が障害される
4）易感染性：好中球の貪食能低下、NK細胞の減少、胸腺の萎縮、感染の重症化
5）性腺機能不全：性欲減退、精子数減少、男性不妊症
6）発育不全：体重増加不良、低身長となる
7）その他：口内炎、脱毛症、難治性褥瘡、食欲低下

**表12　亜鉛欠乏症の症状・所見**

## ◎亜鉛欠乏の症状・所見（表12）

皮膚炎、味覚障害、貧血、易感染性、性腺機能不全、発育不全などがあります。なお、血清亜鉛値は60マイクログラム／デシリットル未満が亜鉛欠乏症、60～80マイクログラム／デシリットル未満が潜在性亜鉛欠乏症と診断されます。

## ◎亜鉛と免疫

免疫機能に対する亜鉛の重要性が多くの研究で認められてきています。亜鉛欠乏はすべての免疫細胞数の変化および機能低下を来すので、亜鉛不足は感染症や自己免疫疾患、がんのリスクが増大します。軽度の亜鉛不足には気づきにくいですが、WHOは少なくとも世界人口の3分の1は亜鉛欠乏に罹患していると推定しています。すべての重度呼

吸器感染の16%は亜鉛欠乏が関連するという事実（WHO、2003年）が新型コロナウイルスの感染リスクおよび重症化と亜鉛欠乏との関係に最初のヒントを与え、亜鉛補充の重要性が示唆されました。

このように、亜鉛によって好中球の貪食作用増加、活性酸素産生の低下、単球および貪食細胞の過剰反応防止、活性化による活性酸素種産生低下、ナチュラルキラー細胞の発生・機能の増大などの効果が得られます。

## ◎亜鉛と気道・呼吸器感染症

プラサドら（2000年）は感染に対する亜鉛補充が症状の期間短縮と重症度低下に有効との報告をしています。外来患者50例を酢酸亜鉛13・3ミリグラム含有トローチ服用群とプラセボ群に割り付け、症状の持続作用と重症度を比較しています。その結果、亜鉛群は感染症状の平均持続時間が4・0日対7・1日と有意に短縮し、症状重症度スコアの有意な低下が認められています。

さらに、プラサドら（2007年）は高齢者の感染症発症に亜鉛補充が有効であることを報告しています。健康高齢者（55～87歳）49人を亜鉛グルコネート（亜鉛45ミリグラム

／日）服用群とプラセボ群に無作為に割り付け、12カ月経過中の感染発生および炎症性サイトカイン（ＴＮＦ－α、ＩＬ－１β、ＩＬ－６）、酸化ストレスマーカーに対する作用を比較検討しています。その結果、若年成人（18～54歳）に比べてベースラインでは高齢者群では血漿亜鉛値が低く、炎症性サイトカインが発生、酸化ストレスマーカーは高値を示していました。1年間で亜鉛補充群は感染者数が有意に少なく、血漿亜鉛値も有意に高くなる一方、炎症性マーカーや酸化ストレスマーカーは有意に低下しました。以上、亜鉛補充は高齢者の感染症発生を低減し、抗炎症、抗酸化作用が認められました。

ハンターら（２０２１年）は、急性ウイルス性気道感染症の予防や治療に亜鉛が有効であるかを28件（５４４６人）の無作為対照試験で解析しています。解析の結果、プラセボ群と比べて経口投与または経鼻投与の亜鉛によって予防できる気道感染症は１００人あたり５人と推定されました。さらに感染症状も2日早く消失し、発症から7日後も症状が続く患者が１００人あたり19人少ない結果が得られ、発症から3日後の重症度スコアも有意に低い結果が認められ、特に重篤な有害事象はなかったとしています。

亜鉛投与による呼吸器疾患の改善結果が多く報告されていますが、治療効果より予防効果の有効性の報告が多くみられています。

## ◎亜鉛と新型コロナウイルス感染症

新型コロナウイルス感染症の主な症状は嗅・味覚障害、発熱、咳、咽頭痛、全身倦怠感、四肢疼痛、鼻水、時に下痢であり、これらの症状の多くは亜鉛の恒常性（人体の機能を一定に保つ性質）の変化に関連しているため、亜鉛がこれらの症状を軽減する可能性が考えられます。亜鉛は気道上肢のような自然のバリアーを保持する為に必須であるほか、病原体の侵入を防止し、免疫系のバランスのとれた機能を保持するので、亜鉛の欠乏は新型コロナウイルスの感染や重症化を来しやすくなります。さらに亜鉛の直接的抗ウイルス作用により、特に亜鉛値の低い人に対しては補充が有益である可能性が示唆されます。

ウェッセルズら（２０２０年）は新型コロナウイルス感染症の病因に対する亜鉛の有力な作用をまとめています。

（1）亜鉛はウイルスの侵入から人体を守る

ウイルスなどの侵入を防止するバリアーとしては線毛、粘液、抗微生物ペプチド（リゾチームやインターフェロンなど）が備わっています。新型コロナウイルスはＡＣＥ２受容体とトランス膜プロテアーゼ・セリン２（ＴＭＰＲＳＳ２）が細胞に侵入する重要機序ですが、ウイルス侵入に対する亜鉛の作用としては、

① 亜鉛によるウイルスの粘液線毛クリアランス

　コロナウイルス感染により線毛上皮障害と線毛運動不全が生じ、粘液線毛のクリアランス障害が生じますが、亜鉛は生理的濃度で線毛運動の粘度を増し、さらに亜鉛欠乏ラットに亜鉛を補充すると気管線毛の数と長さが増え、線毛クリアランスの改善がウイルス粒子の除去のみならず、二次的細菌リスクも低減してくれます。

② 亜鉛は組織バリアー保持に必須である

　気道上皮障害はウイルス侵入を容易にし、病原体を血流に導きます。この気道上皮は亜鉛低下で漏出を高めますが、亜鉛補充により肺の恒常性を改善してくれます。その根拠には、Ｅカドヘリン（β－カテニンのタンパク質分解）が関与しているとされています。

③ ＡＣＥ２による遺伝子発現での亜鉛

　ＡＣＥ２は亜鉛酵素であり、亜鉛はこの活性センターに結合するので、ＡＣＥ２の酵素的活性上必須です。亜鉛結合はＡＣＥ２の分子構造にも影響を与え、このウイル

スに対する結合親和性に関しては検討中ですが、恐らくはタンパク構造安定化には亜鉛が必要であるものと思われます。

亜鉛の恒常性はＡＣＥ２発現に影響を与え、亜鉛依存性発現は他の亜鉛酵素でも報告されています。このＡＣＥ２発現はサート１（遺伝子の一種）によって調節されており、亜鉛はサート１活性を低下させるので、ＡＣＥ２発現を低下させ、その結果、細胞内にウイルスが入りにくい可能性が考えられています。

（２）亜鉛は直接ウイルスの複製を阻止する

亜鉛の直接的抗ウイルス作用は詳しいレビューがあります。亜鉛は人の細胞膜とウイルスの結合を防ぎ、ウイルスの複製機能を低下させ、タンパク質の翻訳過程を障害し、ウイルス粒子放出を抑制し、ウイルスのエンベロープ（包膜）を不動化します。

（３）亜鉛は感染疾患中の免疫反応のバランスをとっている

新型コロナウイルス感染症の特徴の１つはバランスの乱れた免疫反応であり、免疫の過剰反応により催炎症性サイトカイン（ＩＬ-１β、ＩＬ-６、ＴＮＦ-αなど）が放出され、反応性酵素などが多数の著しく活性化した免疫細胞と組み合って組織を破壊し、全身性炎症による臓器不全、死亡を生じます。新型コロナウイルス感染症の進行型の特徴は全身性の臓器合併症とそれに伴うサイトカインストームです。さらに、好中球増加、リンパ球の減少を伴う白血球増加が予後不良につながりますが、亜鉛補充はこれを正常化します。

新型コロナウイルス感染症は直接T、B両細胞も侵し、それらの機能を障害しますが、これらウイルスに侵された細胞に亜鉛がどう影響するのかは十分な検討が必要であるものの、亜鉛は前述のように好中球の貪食作用増加や、単球、貪食細胞の過剰反応防止、ナチュラルキラー細胞の発生や増大が得られるなど、亜鉛の免疫細胞に関する多彩な有益性が示唆されています。

京都薬科大の安井裕之ら（2020年）が62例の新型コロナウイルス感染者を解析したところ、血清亜鉛欠乏者（70マイクログラム／デシリットル）は、軽・中等症群で3例（14％）、重症群で6例（86％）と後者で有意に多く、また、4例の重症例における血清亜鉛欠乏例では亜鉛補充（経腸栄養サポート）で回復し、血清亜鉛値も正常化したと報告しています。

ジョンマニーら（２０２０年）が47例の新型コロナウイルス感染症患者と45例の健康人を比較したところ、前者で亜鉛値が低減しており（74・５マイクログラム／デシリットル対１０５・８マイクログラム／デシリットル）、罹患患者中27例（57・４％）が亜鉛欠乏であることを発表しています。これらの患者は合併症が多い、入院期間が長い、死亡例が多い傾向が認められました。新型コロナウイルス感染症患者の多くは亜鉛欠乏であり、亜鉛欠乏者は合併症を起こしやすく、入院期間の延長、死亡率の増加に関連していると結んでいます。

フィンジーら（２０２１年）が28例の新型コロナウイルス感染症患者の亜鉛補充治療を行ったところ、全例で入院することなく7日後に症状が改善し、亜鉛摂取後も疲労感があったのは2例のみであったと報告しています。同じくフィンジー（２０２０年）は４例の新型コロナウイルス感染症患者に対する大量の亜鉛（15～23ミリグラム）トローチ治療で症状の有意な改善を示し、そのうちの1例を$PaO_2$（動脈血酸素分圧。肺における血液酸素化能力の指標で、低値は呼吸不全を示す）と体温について図示しています（図17）。

以上、無作為比較試験が行われてはいませんが、文献からの多くのエビデンスより、亜鉛補充は新型コロナウイルス感染症患者、とくに高齢者、慢性合併症を有する人には有益

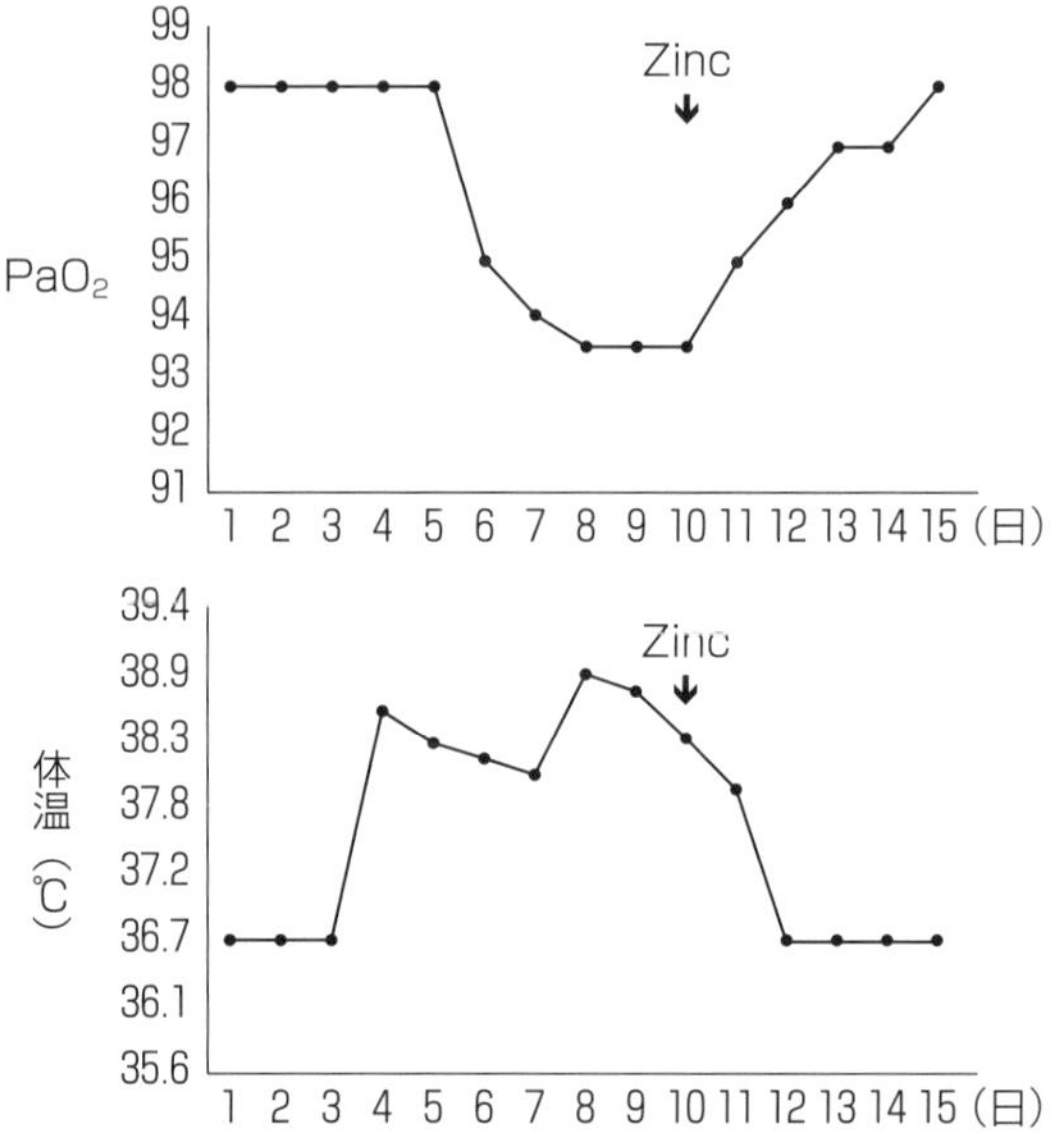


**図17　新型コロナウイルス感染症の症状発生後の日数と $PaO_2$ と体温**

（フィンジー、2020年一部改変）

であることが示唆されます。

しかも亜鉛は費用が安く、副作用も少なく利用しやすい利点があります。

## ◎亜鉛の多い食材（表13）

牡蠣《かき》が極めて多く、他には豆類、種実類、魚類、肉類などにも多く含まれています。

なお、薬としては酢酸亜鉛（ノベルジン）、ポラプレジンク（プロマック：抗潰瘍素）、そしてサプリメントもあります。

①豆類；　そら豆、大豆、きな粉、凍り豆腐、納豆
（4.6）（3.9）（4.5）（5.2）（1.9〜3.8）

②種実類；アーモンド、カシューナッツ、ごま
（3.6）（5.4）（5.5）

③きのこ；乾まいたけ
（6.9）

④海藻；　わかめ
（2.8〜5.2）

⑤魚類；　いかなご、かたくちいわし（干し）、たたみいわし
（3.4〜5.9）（7.2）（6.6）
ふな（甘露煮）、やつめうなぎ、からすみ
（1.9〜5.2）（5.9）（9.3）

⑥貝類；　かき（生、　水煮、くん製）…極めて多い
（14.0）（18.0）（25.0）
はまぐり、たにし
（1.7〜4.2）（6.2）

⑦甲殻類；さくらえび、ほたるいか、ほや（生）
（1.3〜4.9）（1.3〜5.2）（2.5〜5.3）

⑧肉類；　牛肉、　豚肉、　豚レバー　…脂身には少ない
（0.3〜6.3）（0.3〜3.6）（6.9）

⑨卵；　卵黄
（3.3〜3.6）

⑩その他；パルメザン（粉チーズ）、抹茶、ココア
（7.3）（6.3）（7.0）

1日に必要なZn量　成人男性10〜12mg／日
（食事として）　成人女性 9〜10mg／日

**表13　食物で亜鉛の多い食材（可食部100gあたりmg）**

（文部科学省『日本食品標準成分表（八訂）増補』2023年より）

# 第13章　マグネシウム（Mg）

マグネシウムはヒトの体内ではカルシウム、ナトリウム、カリウムに次いで4番目に多い陽イオン金属で、細胞内ではカリウムに次いで2番目に多く、臓器分布では骨（60～65％）、筋肉（27％）に多く含まれています。他には代謝活性の高い脳・神経組織、心臓、肝臓、腎臓、消化器などにも分布しています。

マグネシウムは約600種の酵素にコファクター（酵素の活性発現に必要な因子。タンパク質以外の物質をいう）として必要とされており、200種の酵素に機能実現のための活性物質として必要とされています。したがって、マグネシウムはエネルギー代謝、タンパク・アミノ酸合成、骨代謝、筋弛緩、神経伝達に重要であり、脂肪成分を調節して細胞膜を安定化し、細胞膜の流動性や浸透性を調節しています。DNAやRNAのポリメラーゼ（複製）活性にもマグネシウムは必要です。

ビタミンDとその代謝に必要なビタミンD酵素も、ビタミンD結合のコファクターとしてマグネシウムが必要です。

マグネシウムの機能性をまとめると、次のとおりになります。
①約600種の酵素のコファクターとして機能
②筋弛緩および骨の鉱化（ミネラル化）作用
③神経伝達作用
④ATP反応に関与
例えばATP－マグネシウム複合体は解糖酵素の活性に必要
⑤DNA、RNAポリメラーゼの構造と活性に必要
⑥ビタミンD結合タンパク（DBP）とビタミンD受容体（VDR）はコファクターとしてマグネシウムが必要
⑦細胞のシグナル経路上、セカンドメッセンジャーとして関与
⑧筋小胞体でのカルシウムイオンの流動を変える

## ◎マグネシウム欠乏と免疫系

マグネシウム欠乏はCD8細胞（キラーT細胞）やナチュラルキラー（NK）細胞でのNK活性化受容体（NKG2）の発現が低下し、ウイルスに対する抗炎症反応が消失する

ため、その結果、サイトカインストームの引き金となります。マグネシウム欠乏は炎症性サイトカイン（インターロイキン－6、－1βなど）を増加させます。さらに、脂質過酸化を招き、これがNF《エヌエフ》－κB《カッパービー》（遺伝子の発現に関与するタンパク質複合体。活性化するとガンや自己免疫疾患などの原因となる）を活性化して酸化ストレスを誘導します。

マグネシウム欠乏は電子伝達系阻害により酸化ストレスを生じ、抗酸化酵素の産生も低下させるため、グルタチオン（ＧＳＨ）が低下し、メタボリックシンドロームや慢性炎症性疾患（心血管病、糖尿病など）に関与します。

その他、マグネシウム低下は血管内皮細胞で催炎症性、催血栓性を誘導するため、血小板凝集を促進し、血栓や塞栓の発生に働きます。

## ◎日本人のマグネシウム摂取量

厚生労働省の「国民健康・栄養調査」などから、1日当たり男性１３０ミリグラム以上、女性80ミリグラム以上ものマグネシウムが不足しているといわれています。推奨摂取量は男性は３２０～３７０ミリグラム／日、女性が２６０～２９０ミリグラムとされています。高齢者ではとくに低マグネシウム血症が多く、糖尿病患者では19～20％、高血圧患者では

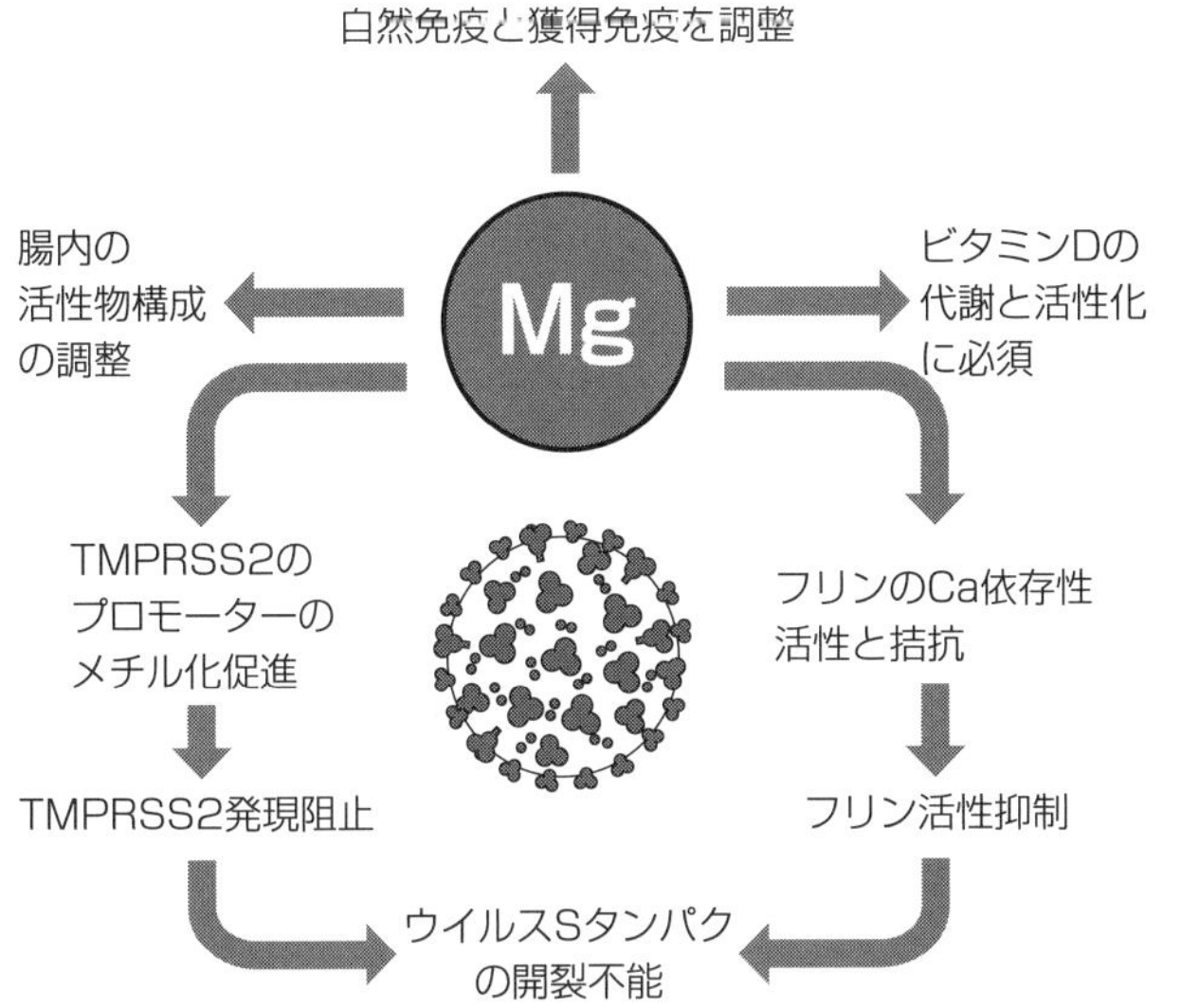


**図18　マグネシウムの新型コロナウイルスに対する予防メカニズム**

（トラパニら、2021年）

60％といわれています。加えて、マグネシウム欠乏は高血圧、糖尿病、慢性腎臓病、肥満と関連しています。

## ◎マグネシウムと新型コロナウイルス感染症

マグネシウムは新型コロナウイルス感染症の予防に関与すると考えられています（図18　トラパニら、２０２１年）。

マグネシウムは自然免疫、獲得免疫を調整し、腸内の微生物構成を調整します。そして、前述のようにビタミンＤ活性に必要であり、ビタミンDの抗炎症作用を助けます。

マグネシウムはTMPRSS2酵素の活性を阻止している可能性も考えられています（フーら、2021年）。そして、マグネシウム治療でTMPRSS2プロモーター（転写の際に機能する領域）のメチル化を増加し、転写を抑制することで、酵素の発現を抑制していることも示唆されています。さらに、ウイルスのSタンパクを活性化させるタンパク質であるフリンの活性を抑制している可能性もあり、そのために、ウイルスのSタンパクが開裂できなくなるとされています。

## ◎新型コロナウイルス感染症におけるマグネシウムの臨床研究

新型コロナウイルス感染症患者のマグネシウム値を分析し、症状の結末との関係を調べた研究はビタミンDに比べて少ないようです（表14）。

ゼングら（2021年）は、重症例では軽症や中等症例よりマグネシウム値が低かったと報告しています。この差は発症以来臨床経過中一定していました。さらに、マグネシウム低値が死亡リスク因子として確認されました。

アラムダリら（2020年）は、入院時のマグネシウム値は死亡例の方が生存例より有

| 報告者（年） | 研究法 | | | 症例数 | マグネシウム異常 |
|---|---|---|---|---|---|
| | 前向き※ | 後向き | その他 | | |
| ファンら（2020） | | ○ | | 300 | 重症例でより低値 |
| ガスミら（2021） | | ○ | | 459 | 低値が死亡と関連 |
| キムら（2021） | ○ | | | 300 | 入院患者の半数が低マグネシウム血症。ICU患者は高マグネシウム血症が多い |
| ビクネッシュら（2020） | ○ | | | 206 | 妊婦の感染者は非感染者よりマグネシウム血症がより多い |
| アラムダリら（2020） | | ○ | | 90 | 感染者は非感染者よりマグネシウム、カルシウムが低値 |
| クイリオットら（2020） | | ○ | | 120 | 感染者で血清カルシウム、マグネシウム値は低カリウム血症例で有意に低値 |
| ゼングら（2021） | | | 横断研究 | 58 | ICU入院例は異常マグネシウムが多い（低または高マグネシウム血症） |
| アヌクら（2020） | | | 症例報告 | 1 | 初感染後5カ月以上の回復期で低マグネシウム、低カリウム血症が持続 |

※前向き研究＝ある対象から未来に向かってデータを取り分析する研究

**表14　新型コロナウイルス感染症患者における
マグネシウム変化の臨床研究**

（トラパニら、2022年）

意に低かったとしています（1・61対1・81ミリモル／リットル）。

クイリオットら（2020年）のコホート研究では、患者の48％は0・76ミリモル／リットル以下で、13％は著しい低マグネシウム血症でした。一方、9・6％は逆に高マグネシウム血症（0・96ミリモル／リットル以上）で、しかもICUでは低マグネシウム血症よりも多く認められました。

高血圧、心血管病、糖尿病、肥満などの併存合併症があると重症化しやすく、かつ、マグネシウム値が変動します。サルバザードら（2020年）はコホート研究で、新型コロナウイルス感染症の入院患者での電解質を分析していますが、影響の強い併存合併症を除外して検討しているものの、32％が低マグネシウム血症（1・26〜1・7ミリグラム／デシリットル）で、6％は高度の低マグネシウム血症（1・26ミリグラム／デシリットル）、そして14％が高マグネシウム血症（2・6ミリグラム／デシリットル）でした。かつ、外来患者に比べてICU入院患者でよりマグネシウム値異常が多く認められています。

※ミリモル／リットル＝ミリグラム／デシリットル×0・4114

以上のマグネシウム恒常性の乱れは多くの結果を生じています。低マグネシウム血症に次いで、低カリウム血症、低カルシウム血症が認められ、このようなカリウム、カルシウムの不均衡は新型コロナウイルス感染症患者でも記載されていますが、ある例ではマグネシウム値異常と関連していました。

タンクーら（２０２０年）はマグネシウム補充の介入試験で、ビタミンD、マグネシウム、ビタミンB12併用により、臨床的悪化率の著減を示したと報告しています。

## ◎マグネシウムとロングコビット

マグネシウムの低下は新型コロナウイルス後遺症（ロングコビット）に関連している可能性があるとされています。筋肉関連症状、不整脈、凝固亢進異常、肺炎、神経的・行動異常など多くの後遺症が低マグネシウム血症に関連しているからです。したがって、マグネシウムの補正が回復上必要な可能性があります。

## ◎マグネシウムの多い食材（表15）

マグネシウムはナッツ類（種実類）、海藻類、魚介類に多く含まれています。

| 分類 | 食品名 | 状態 | マグネシウム量※ |
|---|---|---|---|
| 海藻類 | あおさ | 素干し | 3200 |
| | あおのり | 素干し | 1400 |
| | わかめ | 素干し | 1100 |
| | 刻み昆布 | | 720 |
| | 干しひじき（鉄釜・ステンレス釜） | 乾燥 | 640 |
| | カットわかめ | 乾燥 | 460 |
| 魚介類 | 干しエビ | | 520 |
| | しらす干し | 半乾燥 | 130 |
| | あさり | 生 | 100 |
| | はまぐり | 生 | 81 |
| 穀類 | 発芽玄米 | | 120 |
| | ライ麦パン | | 40 |
| | そば | 茹で | 27 |
| | ぶどうパン | | 23 |
| | マカロニ、スパゲッティ | 茹で | 20 |
| 野菜類 | 切り干し大根 | 乾燥 | 160 |
| | ほうれん草（葉） | 生 | 69 |
| | 枝豆 | 生 | 62 |
| | ごぼう（根） | 生 | 54 |
| | モロヘイヤ（茎・葉） | 生 | 46 |
| 種実類 | かぼちゃの種 | 生・ロースト | 530 |
| | アーモンド | 生・ロースト | 270 |
| | カシューナッツ | 生・ロースト | 240 |
| | ヘーゼルナッツ | 生・ロースト | 160 |
| | くるみ | 生 | 150 |

※可食部100gあたりmg

**表15　食物とマグネシウムの含有量**

（文部科学省　日本食品標準成分表（八訂）増補 2023 年より）

# 第14章　セレン（Se）

セレンは１８１７年にスウェーデンの化学者ベルセリウスによって発見され、ギリシャ語の月（ｓｅｌｅｎｅ）にちなんでセレニウム（略してセレン）と名付けられました。１９３０年代には家畜の慢性セレン中毒などがアメリカで発生しましたが、１９４０〜５０年代に、生物でのセレンの有用性が示され、必須元素となりました。セレンは抗酸化酵素であるグルタチオンペルオキシダーゼ（ＧＰｘ）の活性に必須な構成成分であることがわかったのです。

現在、ヒトでは25種類のセレンタンパク質が見出され、植物中では主にセレノメチオニンとして存在し、動物ではセレノシステインが主要化学物質で、いずれもアミノ酸の硫黄（S）原子がセレン（Se）原子に置き換わった有機化合物です。一方、無機セレン化合物としては亜セレン酸、セレン酸などがあります。

| 食品名 | セレン含有量（μg） |
|---|---|
| まぐろ（キハダマグロ） | 74 |
| たらこ | 130 |
| 牡蠣（かき） | 46 |
| あじ | 46 |
| ずわいがに | 97 |
| レバー（鶏） | 60 |
| 卵 | 24 |
| 食パン | 22 |

**表16　セレンの含有量が多い食物（可食部100gあたりμg）**

（文部科学省『日本食品標準成分表（八訂）増補』2023年より）

## ◎セレンを含む食材と摂取量

食品に含まれるセレンはほとんどが有機化合物で、植物では特に小麦に多く、動物では魚介類、肉、卵に多く含まれます（表16）。海藻類は高い傾向がみられます。

日本人の平均的セレン摂取量は約100マイクログラム／日とされていますが、18歳以上のセレン摂取推奨量は男性30マイクログラム／日、女性20マイクログラム／日とされていますから、十分に摂取できているといえます。

しかし、土壌中のセレン含有量が極めて少ないと、セレン欠乏症（克山病。ケシャン病ともよばれる）になることが知られ、この病気が初めて見つかった中国の克山県ではセレン摂取量が10マイクログラム

／日でした。また、ヨーロッパ、特に北欧は低セレン地帯にあり、セレン摂取量は30～50マイクログラム／日と、推奨量との差が少ない状態にあります。穀類もセレンの主要摂取源ですが、北アメリカの穀類中のセレン量は０・３～１・３マイクログラム／グラム、スウェーデンでは０・００７～０・２マイクログラム／グラムと著しい差があります。

セレンタンパク質として最も量的に多いのが、グルタチオンを補酵素として過酸化水素や脂質過酸化物質を還元する抗酸化物質のグルタチオンペルオキシダーゼ（ＧＰｘ、主に１～４の４種が知られる）です。その他、主に肝臓で合成されて血流に乗り、セレンを全身に運ぶ働きのセレノプロテインＰもあります。

## ◎セレン欠乏と心臓疾患

前述の克山病は極度の心肥大が特徴的な心筋症で致死率が高く、セレン欠乏が原因と判明してからは食卓塩に亜セレン酸を添加することで発症率・死亡率が著減しました。しかし、北欧のセレン欠乏地域では血中セレン濃度が低い人々の間で冠動脈疾患の発症率や死亡率が高くなることが報告されています。

セレン欠乏症の診断基準としては爪・皮膚の異常、心筋障害、筋症状、貧血、甲状腺機

1. 下記の症状／検査所見のうち1項目以上を満たす
   1）爪・皮膚：爪白色化・爪変形、皮膚炎、脱毛・毛髪の変色
   2）心筋障害：心筋症、虚血性心疾患、不整脈、頻脈
   3）筋症状　：下肢の筋肉痛、筋力低下、歩行困難
   4）血液症状：赤血球の大球性変化、大球性貧血
   5）検査所見：$T_3$低値、AST·ALT上昇、CPK上昇
   6）心電図変化：ST低下、T波陰転化
2. 上記症状の原因となる他の疾患が否定される
3. 血清セレン値

| 年齢 | 血清セレン値（μg/dl） |
|---|---|
| 0〜5歳 | ≦6.0 |
| 6〜14歳 | ≦7.0 |
| 15〜18歳 | ≦8.0 |
| 19歳〜 | ≦10.0 |

4. セレンを補充することにより症状が改善する

Definite（確定）：上記項目の1. 2. 3. 4. をすべて満たすもの。
Probable（可能性が高い）：セレン補充前に1. 2. 3. を満たすもの。
セレン補充治療の適応となる。

**表17　セレン欠乏症の診断基準**

（児玉浩子ら、2015年）

能低下、肝障害があります（表17　児玉浩子ら、2015年）。

## ◎セレンと癌

北欧などの低セレン地帯での疫学的研究では、血中セレン値が低い人は癌の発症率が高いことが報告されていますが、両者に関連性はないとする疫学的報告もあります。

ラットを用いた研究では、必要なセレン濃度は0・1ppmとされ、上昇させても0・4ppmを超えると抗酸化作用は頭打ちになり（図19）、発癌抑制

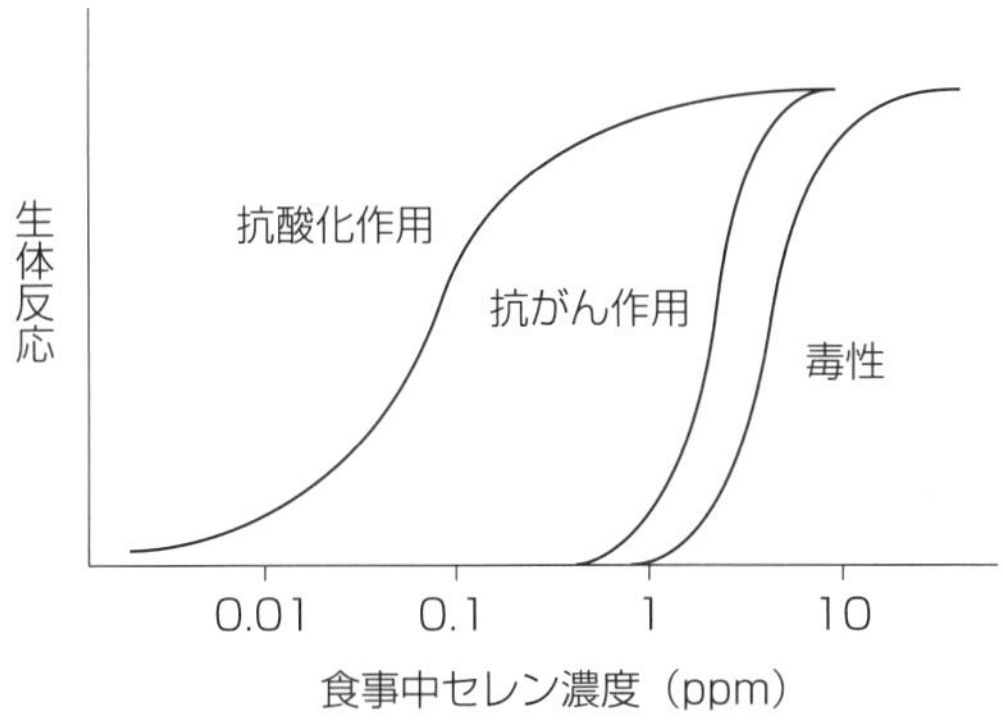


**図19　食事に含まれるセレン濃度と抗酸化作用、抗がん作用、毒性との関係**

（姫野誠一郎、2018年）

作用を示す2～3ｐｐｍと抗酸化作用を示す濃度は5～10倍の差で、抗癌作用と抗酸化作用とは無関係であることが示唆され、さらに、3ｐｐｍを超えると毒性が現れることが示されています。

## ◎セレンの過剰摂取による影響

御簾《みす》博文ら（2010年）は過剰のセレノプロテインPは糖尿病促進作用があり、糖尿病発症率を増加させると報告しています。

ヒトでのセレン中毒症は中国の湖北省での露天掘りの石炭中の高濃度セレンで起こり、脱毛、爪の変色や脱落、神経症状がみられ、セレン摂取レベルは1ミリグラム（1000マイクログラム）／日近くでした。

## ◎セレンとウイルス感染症

セレン値とウイルス感染症との関係は多く報告され、セレン不足は発症や重症化に関与することが示唆されています。

活性酸素種（ROS）はしばしばウイルス感染中に産生されますが、このROSはウイルスの複製を高め、増殖に関与するだけでなく、過剰になると酸化ストレスを生じます。一方、セレンはその欠乏が幾つかのウイルスの病原性に関与するほか、セレンタンパク群は重要なROS消去物質（抗酸化物質）でもあるため、その欠乏はROSと抗酸化防御系の間の不均衡を生じ、前者が優位となって酸化ストレスが生じます。

インフルエンザウイルスとセレンとの関係を調べたマウスの実験では（ギリンら、2019年）、セレンが充足しているマウスの肺炎は軽症で済み、炎症の時間は正常化し、免疫細胞数も正常値を維持するのに対して、セレン不足では重度の肺炎を来し、炎症も持続し、免疫細胞数も低減します。

ベックら（2001年）もセレン欠乏はインフルエンザの重症化を増すことを報告しています。インフルエンザ罹患後のマウスでは、セレン充足群に比べてセレン欠乏群で有意

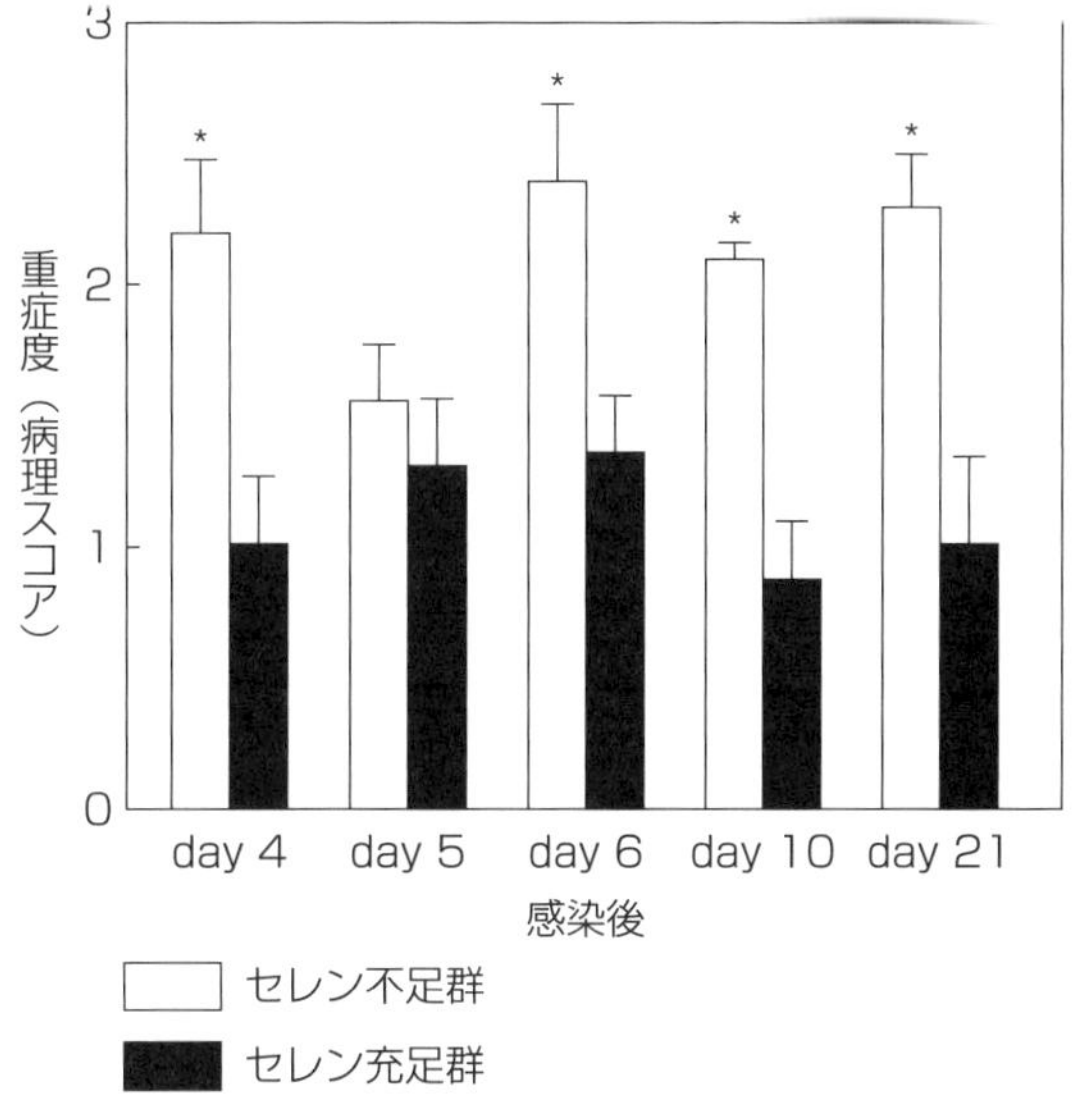


**図20　セレン不足群とセレン充足群でのインフルエンザ罹患マウスの肺病変**

（ベックら、2001年）

に炎症が強い成績を示しています（図20）。仮説として、セレン欠乏群ではインフルエンザの感染と抗酸化物質であるグルタチオンペルオキシダーゼ（ＧＰｘ）欠乏の結果として酸化ストレスが増幅しているのに対し、セレン充足群ではＧＰｘ活性がインフルエンザの酸化ストレスを抑えるためと考えられています。

## ◎セレンと免疫

　セレンは抗酸化作用以外に酵素的セレノプロテインＰが

細胞のシグナリング経路や白血球の遺伝子発現に重要な役割を有しています。つまり、セレン補充は感染に対して免疫系を促進し、さらにウイルス病原性による酸化ストレス、または重度の全身性炎症反応の結果としての酸化ストレスを中和化するのにも役立っているようです。このセレン補充の免疫応援（ブースト）的機序は反応性T細胞を増加させるのに寄与しています。つまり、

①　貪食細胞の貪食機能・移動機能の亢進（通常より強力に働くこと）
②　貪食細胞の傾向を催炎症型から抗炎症型に変化
③　好中球の酸化ストレス抵抗性を増加
④　T細胞を介してのB細胞の抗体分泌促進作用

です。さらに、ウイルス複製に必要な催炎症性NF－kBに対するセレン補充の低減作用は全身性炎症反応を緩和し、ウイルス複製や病原性を予防します。

## ◎セレンと新型コロナウイルス感染症

チャングら（2020年）は中国17の市での感染者の毛髪でのセレン量と治癒率との間に正の相関（一方が増えると他方も増える関係。逆は負の相関）を認めています。

モガダムら（2020年）は33例の感染者から血清を採取して総セレンおよびセレノプロテインPを分析したところ、この2つのバイオマーカーは強い相関を示しました。さらにヨーロッパの横断研究（EPIC：1915例）の死亡者と生存患者の参考データを比較したところ、死亡者の血清総セレンは50・4対84・4マイクログラム／リットル、セレノプロテインP3・0対4・3マイクログラム／リットルと著しく欠乏し、総セレン45・7マイクログラム／リットル未満が43・4％、セレノプロテインP2・56マイクログラム／リットル未満が39・2％で認められました。

以上より、回復におけるセレンの関与、さらにはセレン補充がセレン欠乏者や重症者に必要である可能性が示唆されています。免疫系が落ちていてセレン値のベースラインが低いとウイルスは容易に複製し、特異な病原性のウイルスが急速に進展します。したがって、セレン状態が良好な人は重症化することは少ないと考えられます。

本症の特徴は低酸素症、サイトカイン濃度高値（IL‐6など）で、しかも両者の組み合わせはセレンの発現を抑制します。肝細胞でセレントランスポータのセレノプロテインP（SELENOP）の生合成は特に鋭敏で、体全体のセレン低減を起こし、予防的セレノ酵素発現が不十分となります（GPx1、GPx3の低減）。ROS前駆体のペルオキシドの不活性化が不十分だと、レドックス（酸化還元）バランスの重大な障害を来します。セレン補充はこのような悪い流れを阻止し、回復させる可能性があります。

ポーランドのキーリスゼックとアメリカのリピンスキー（２０２０年）は、新型コロナウイルス感染の死亡主因である微小凝血障害を招く血中凝固障害（血栓）のケースでセレンが低下していることを確認しています。

シールら（２０２０年）は、グルタチオンペルオキシダーゼ（ＧＰｘ１）の解毒系と新型コロナウイルスの主要プロテアーゼ（分解酵素）であるＭｐｒｏとの交叉反応がウイルスに対しての新しい分子標的を示していることを示唆しています。しかも、有機セレン成分のエブセレンがこのＭｐｒｏの最強阻害薬として登場しており、ＧＰｘ類似物質と考えられ、以上のことが実証できれば新型コロナウイルス感染症の予防、治療上の有用な戦略となります。

なお、Ｍｐｒｏは主要なコロナウイルスのプロテアーゼ（分解酵素）で、細胞中のウイルス複製に必須であり、エブセレンはこれを阻止する薬剤として確認されています（ジンら、２０２０年）。

さらに、セレンは細胞性酸化防御に重要なＣＱ10（ノイキノン）をリサイクルする上で大切です。アルハーゲンら（２０１９年）はセレンとCQ10の両補充で炎症のバイオマーカーが著しく低下し、心血管病の低減に役立つことを報告していますが、これは新型コロナに対しても一助となる可能性が示唆されます。

## 【補充知識】プロテアーゼとは

「プロテアーゼ」とは、タンパク質をより小さな物質（ポリペプチドやアミノ酸）に加水分解するために必要となる酵素の総称です。新型コロナウイルスもこの酵素を利用しており、中でも主要となるプロテアーゼはＭｐｒｏと呼ばれています。ウイルスは増殖する際、侵入した宿主細胞にウイルスタンパク質を作らせますが、これを宿主細胞から切り離すためにＭｐｒｏが利用されています。したがって、Ｍｐｒｏはウイルスの複製のために必須であると言えますが、有機セレン成分のエブセレンはＭｐｒｏの働きを阻害します。

# 第15章　オメガ3脂肪酸（ω－3）

脂肪は大別すると動物性と植物性になります。牛、豚、鶏などの動物性脂肪は飽和脂肪酸が多く、魚介類の動物性脂肪は多価不飽和脂肪酸の中のオメガ－3（ω－3）系のEPA、DHAを多く含みます。なお、多価不飽和脂肪酸とは複数の二重結合を持つ長鎖脂肪酸をいい、メチル基の炭素を1としたとき、何番目の炭素（ω数またはn数）に二重結合が存在するかにより、ω－6（n－6）系、ω－3（n－3）系に分類されます（図21）。リノール酸を出発点とするω－6（n－6）系脂肪酸にはアラキドン酸があり、α－リノレン酸を出発点とするω－3（n－3）系脂肪酸にはEPAやDHAなどがあります。いずれも生理活性物質エイコサノイド（脂質メディエーター）を多種類生成します（図22）。

アラキドン酸からはエイコサノイドとしてプロスタグランジンやロイコトリエンが産生され、血管透過性亢進、好中球浸潤促進など炎症を悪化させる生理活性を有しています。一方、ω－3系のEPAやDHAは抗炎症性作用があり、その機序としてはアラキドン酸由来の催炎症性エイコサノイド作用に対する拮抗作用という考え方が主流でしたが、近年、

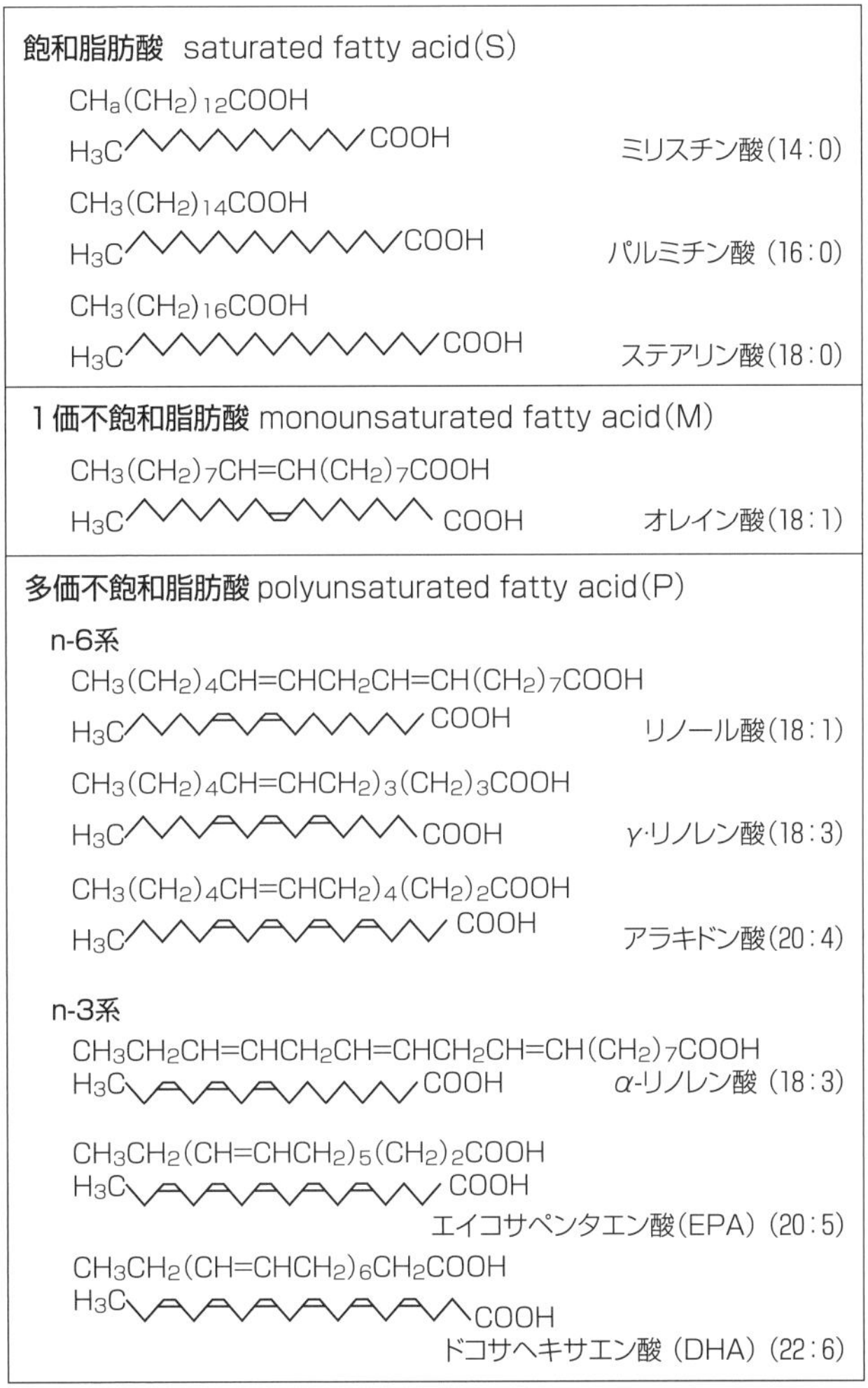
飽和脂肪酸 saturated fatty acid(S)
$CH_3(CH_2)_{12}COOH$
$H_3C$ COOH
ミリスチン酸(14:0)
$CH_3(CH_2)_{14}COOH$
$H_3C$ COOH
パルミチン酸 (16:0)
$CH_3(CH_2)_{16}COOH$
$H_3C$ COOH
ステアリン酸(18:0)
1価不飽和脂肪酸 monounsaturated fatty acid(M)
$CH_3(CH_2)_7CH{=}CH(CH_2)_7COOH$
$H_3C$ COOH
オレイン酸(18:1)
多価不飽和脂肪酸 polyunsaturated fatty acid(P)
n-6系
$CH_3(CH_2)_4CH{=}CHCH_2CH{=}CH(CH_2)_7COOH$
$H_3C$ COOH
リノール酸(18:1)
$CH_3(CH_2)_4CH{=}CHCH_2)_3(CH_2)_3COOH$
$H_3C$ COOH
γ-リノレン酸(18:3)
$CH_3(CH_2)_4CH{=}CHCH_2)_4(CH_2)_2COOH$
$H_3C$ COOH
アラキドン酸(20:4)
n-3系
$CH_3CH_2CH{=}CHCH_2CH{=}CHCH_2CH{=}CH(CH_2)_7COOH$
$H_3C$ COOH
α-リノレン酸 (18:3)
$CH_3CH_2(CH{=}CHCH_2)_5(CH_2)_2COOH$
$H_3C$ COOH
エイコサペンタエン酸(EPA) (20:5)
$CH_3CH_2(CH{=}CHCH_2)_6CH_2COOH$
$H_3C$ COOH
ドコサヘキサエン酸 (DHA) (22:6)

**図21　主な脂肪酸の構造**

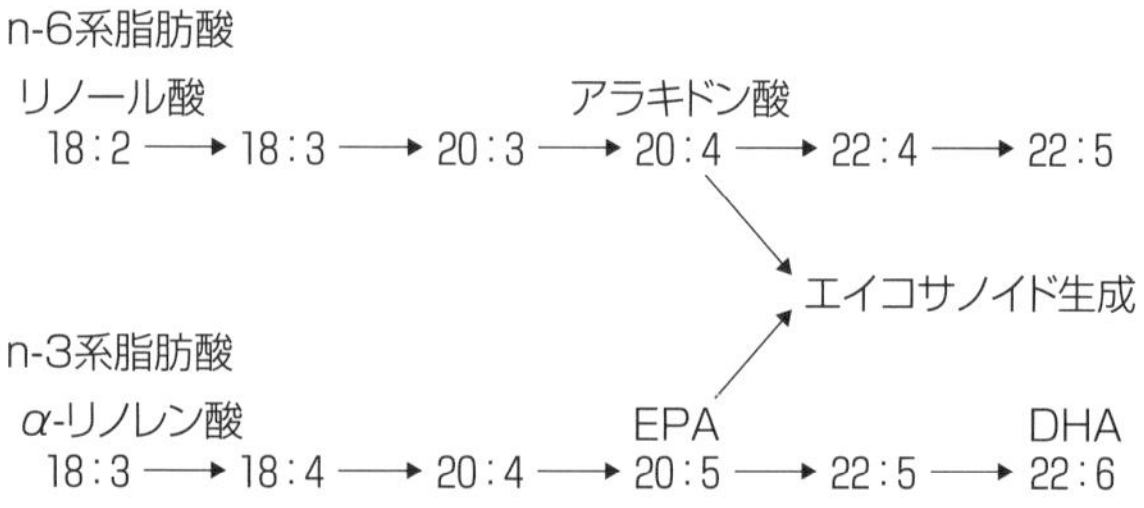


（注）両者の間に相互の転換はない。

図22　n-6系、n-3系脂肪酸

ω－３系由来の抗炎症性代謝産物（レゾルビン・プロテクチンなど）が見出され、炎症抑制に積極的に関与している可能性が指摘されています（有田誠、２０１１年）。

## ◎ω－３と肺感染症

インフルエンザＡ型ウイルスによるマウスでの重症感染ではω－３由来のプロテクチンＤ１（ＰＤ１）産生が抑制され、ウイルス病原性と負の相関を示しているとの報告があります（モリタら、２０１３年）。一方、プロテクチンＤ１活性により、本症の抗ウイルス薬でも治らない状態でも症状および生存率の改善を示しています。急性呼吸窮迫症候群（ＡＲＤＳ）でもω－３投与の有用性が解明されており、活性酸素種の低下、催炎症性サイトカインの低下が示唆されています。

ＥＰＡからはプロスタグランジンＥ３（ＰＧＥ３）と

E系のレゾルビンが産生され、抗炎症作用を示します。一方、DHAはリポキシゲナーゼ（LOX）の基質であり、レゾルビンD、プロテクチン、マレシンを産生し、これらも抗炎症性作用を示します。

このようなEPAとDHAの特異的な脂質メディエーター（生理活性物質）はNF-kBを抑制し、サイトカインストームを防止します。

## ◎ω-3と新型コロナウイルス感染症

ワイルら（2020年）はω-3の抗炎症性作用と新型コロナウイルス感染症発生機序との関連を報告しています。

（1）ウイルスの侵入と複製を阻止する

ω-3はACE2受容体とTMPRSS2が主に発現する膜のラフト（いかだ）を調節します。この脂質ラフトは主にコレステロールとスフィンゴ脂質という二層の脂質で構成され、肺に存在するマイクロドメイン（まとまり）ですが、ω-3は膜の構成成分として膜の性状を調整し、とくにDHAが脂質ラフト形成を直接調整しています。そして、ω-

3はウイルスの転写因子SREBP1／2の活性化を抑制し、転写と成熟を細胞内で抑制することでウイルスの増殖と細胞への侵入を阻止します。

（2）ω－3は炎症の回復期を改善するのに役立つ

炎症は、免疫反応の第一歩であり体細胞に対する身体的または感染障害に対応する生物学的防御です。原因や侵略者の排除が第一目的で、白血球補充のように生物学的防御であり、この段階はプロモーション相と呼ばれています。

次の第二相は、罹患感染細胞を回復させようとして細胞の平衡を維持するレゾリューション（回復）相と呼ばれています。ω－3は直接炎症の部位に働くことで、このレゾリューション相を活性化すると考えられています。EPAやDHAからのレゾルビンやプロテクチンなどが障害部位での白血球浸潤を抑制して、抗炎症作用を発揮します。マレシン（DHA由来）も好中球の貪食細胞の貪食を招いて炎症を抑制してくれます。

近年はω－3の別の不飽和脂肪酸であるDPA（ドコサペンタエン酸）も肺における炎症レゾリューション上、重要な役割が示唆されています。以上により、急性炎症の最適な解決と慢性炎症のコントロールのために食事、特にω－3の摂取が重要視されています。

（3）ω-3と新型コロナウイルス感染症の臨床研究

アシャーら（2021年）はω-3指数（ω-3I：オメガ3インデックス）が高いと新型コロナウイルス感染症の死亡率が低いという報告しています。なお、ω-3Iは赤血球細胞での脂肪酸中のEPA+DHAの%を示していますが、この値は血漿ω-3値や組織ω-3値の長期間の値を反映している利点があるとされています。

フラミンガム・オフスプリング研究（2015年）では、このω-3Iは10種の炎症バイオマーカー（CRP、IL-6、ICAM-1、TNF-αなど）と負の相関を示しており、多くの無作為対照試験のメタ解析でもω-3治療はサイトカインを低減しています。

ベルガーら（2020年）はEPAの一型であるイコサペントエチル（IPE）を用いて新型コロナウイルス感染者で症状のある女性の親子を対象に試験を行い、母親は服薬（2グラム／2回／日）を受け、子は服薬せずに経過を観察したところ、母親は症状持続時間が遥かに短縮しました（図23）。その他に未発表ですが、3例の敗血症を伴う重症例でのIPEの有益性を経験したと述べています。

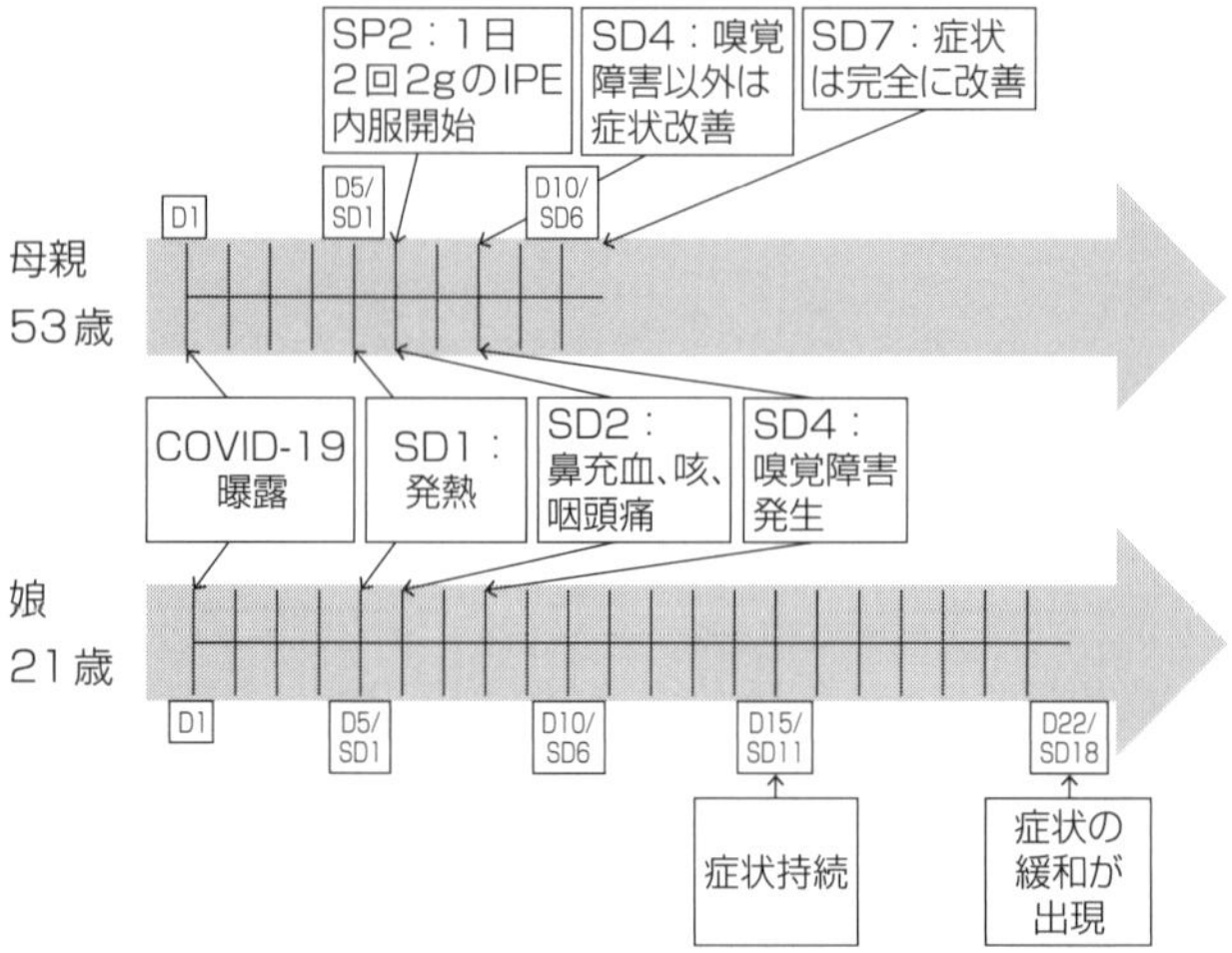

D：日、SD：症状発生日、IPE：イコサペンタエチル

**図23　母娘の症状発展と緩和の時間経過**

（ベルガーら、2020年）

ドアエイら（２０２１年）も新型コロナウイルス感染症重症例でのω－３の有用性を報告しています。これはイランのラズイ病院でＩＣＵ患者１０１例を対象とし、非服用の対照群とω－３カプセル（１０００ミリグラム：ＥＰＡ４００ミリグラム＋ＤＨＡ２００ミリグラム含有）を２週間継続する介入群に分けています。その結果、１ヵ月生存率は介入群では21％でしたが、対照（非介入）群では３％まで低下しました。

非経口的魚油補充に関するメタ解析でも、ＤＨＡ、ＥＰＡの有益性が示唆されており（プレデリーら、２

021年）、感染および敗血症のリスクはそれぞれ40％、56％低下しています。

ホプキンスら（2020年）は新型コロナウイルス感染症による嗅覚障害に対する治療として、ω-3は一定のエビデンスが示されたとしていますが、その臨床試験的裏付けはアメリカで検証中のようです。

## ◎ω-3と食事摂取量

脂質の食事摂取量の基準は食事の総エネルギー摂取量に占める割合で示されますが、西欧諸国ではω-6摂取量がしばしば過剰であるのに対して、ω-3は推奨量（総エネルギーの0・2％）以下が多い傾向がみられます。なお、日本は0・374％です。ちなみに、厚労省の『日本人の食事摂取基準（2020年版）』によると、量としての摂取日安量は年代や性別で異なりますが、成人男性では2・0～2・2g／日、成人女性で1・6～1・9g／日になります。ω-3はマグロやサケ・マス、イワシ、サンマなどの魚類や魚卵、植物ではあまに油、えごま油、くるみに多く含まれます。

ω-3摂取量の高い（総エネルギー量の0・2％以上）国（表18）では、新型コロナウイルス感染患者は少ない傾向が認められています。2020年6月における31ヵ国の中で、

| 国 | 総エネルギーのω-3摂取% |
| --- | --- |
| ポルトガル | 0.203% |
| 韓　国 | 0.298% |
| フィンランド | 0.228% |
| ノルウェー | 0.244% |
| マレーシア | 0.341% |
| 日　本 | 0.374% |
| アイスランド | 0.435% |

**表18　ω-3の最適摂取量（0.2%）以上の国**

（Hebbeln ら、2006 年）

ω－3摂取量の高い国と低い国での平均死亡者数は100万人当たり36人対175人と5倍近くの差が現れています。

以上、ω－3脂肪酸は新型コロナウイルスによる感染回復の促進、入院期間の短縮、重症化の低減、最終的には死亡率の低下が期待されます。ただし、一般人で一次予防として推奨量がどの位かについてはEPA＋DHA500ミリグラム／日位が支持されますが、二次予防の最適量はまだ知られていません。3・58グラムと多い経口投与の報告（チボルトら、2020年）がありますが、今後の研究課題です。

# 第16章　ビタミンC（VC、アスコルビン酸）

ビタミンCは大部分の哺乳動物では生合成できますが、ヒト、サル、モルモットでは生合成できず、食事により補給する必要があります。ビタミンCは生体内では可逆（元の状態に戻れること）的に酸化されて、デヒドロアスコルビン酸になりますが、いずれも同等の生理活性をもっています。

ビタミンCは不安定な物質で空気、光、熱により酸化されやすく、溶液中ではとくに不安定です。

ビタミンCは消化器から速やかに吸収され、特異的な能動輸送（細胞が流れに逆って能動的に運ぶこと）で各組織に運ばれ、貯蔵されますが、組織中では大部分が還元型（アスコルビン酸）として存在します。腎臓や腸間膜の静脈血中では全アスコルビン酸の約80％が酸化型（デヒドロアスコルビン酸）で、両型の体内での相互交換は可逆的です。

量的には1500ミリグラムくらいのビタミンCが脳、副腎、水晶体、細胞、免疫関連組織に貯蔵されますが、消失しやすく、非生体物質が入るとそれを異物と認識して体外に排泄しようと働くメカニズムのためにビタミンCが消費され、無くなっていきます。

食事から入る食品添加物や防腐剤、残留農薬などはもちろん、多くの人が常用する薬や喫煙の煙、工場の煙や車の排気ガスなども有害物質として、日常的に体内に入ってきます。体内に入ったこれらの物質を処理するために毒物代謝酵素はフル回転し、それだけビタミンCが消失していくのです。そのほか、激しい運動や労働でも汗とともにビタミンCが失われ、さらにはストレスを跳ね返すメカニズムが働いた際にもビタミンCが使われます。いずれにせよ、現代社会の生活では体からビタミンCが消失しやすいのです。

一般的にはビタミンCの100ミリグラムという推奨量に対して国民栄養調査では100～106ミリグラム摂取しているので、足りていると思われがちですが、本当に足りているのでしょうか。この国民栄養調査の数値は食材中の量で口に入る実際の量ではなく、調理消失をみなければなりません。食べ残しの問題も無視できず、ビタミンCの実量は50ミリグラムそこそこで、とくに若年者で不足しています（20歳代、30歳代では70ミリグラム、実量は35ミリグラムくらい）。また、こんな人もビタミンCが不足しています（表19）。

| | |
|---|---|
| ①野菜や果物をあまり食べない人 | ⑥激しい運動や労働をする人 |
| ②外食やインスタント食品が多い人 | ⑦ストレスのひどい人 |
| ③歯茎から出血する人 | ⑧長時間運転する人 |
| ④妊婦や授乳婦 | ⑨喫煙者 |
| ⑤高齢者（吸収量の低下） | ⑩多量飲酒者 |
| ⑪残業やマージャンで夜更かしをする人 | ⑮大気汚染に曝露している人 |
| ⑫薬を常用する人 | ⑯紫外線照射の多い人 |
| ⑬かぜなど感染症にかかりやすい人 | ⑰鉄欠乏性貧血の人 |
| ⑭疲れやすい人 | ⑱病気を併存している人 |

表19　こんな人はビタミンCが足りない

## ◎ビタミンCの多彩な生理作用

ビタミンCは多くの酸化反応を含む多くの生化学的反応に関与しています（表20）。この中で免疫機能増強作用は貪食細胞の代謝にビタミンCが関与しており、白血球、貪食細胞の貪食作用を増大し、細胞免疫応答を増大します。さらに抗酸化作用もあり、抗ウイルス作用としてウイルスの不活性化、インターフェロン産生促進によりウイルスの増殖を抑制し、新型コロナウイルスにも有効性が期待されます。

なお、ビタミンCは1928年に壊血病を予防する結晶が発見され、「アスコルビン酸」と命名されました。否定の接頭語「ア」に壊血病の意味の「スコルブ」を付けた言葉、つまり、壊血病を防ぐ酸です。壊血病は皮膚、腱、毛細血管、骨、歯などの結合組織がもろく

1）コラーゲンの生成と維持
2）副腎皮質ホルモンの合成促進と機能維持……ストレス予防
3）毛細血管抵抗性亢進、血液凝固促進（止血作用）
線溶系、血小板に働いて血栓予防
4）タンパク代謝の正常保持……チロシン、フェニルアラニン、トリプトファン
5）色素沈着防止（美肌効果）……メラニン色素生成抑制
6）糖代謝の正常保持……インスリン様作用
7）脂質代謝の正常保持……LDLコレステロール、中性脂肪の低下、HDLコレステロールの増加
8）血圧降下作用
9）吸収・代謝促進作用……鉄、カルシウム、セレン
10）葉酸代謝を活性化
11）ビタミンEの賦活化による相乗的抗酸化作用
12）抗酸化作用……老化・炎症・高血圧・動脈硬化予防
13）抗ウイルス作用、殺菌作用
14）免疫機能増強作用
15）ピロリ菌除去に有効
16）抗ヒスタミン、抗アレルギー作用
17）脳機能の改善
18）薬物中毒改善作用（アルコール、鉛、水銀、カドミウム）

**表20　ビタミンCの多彩な作用**

なり、出血、動悸、食欲不振、貧血を来すビタミンCの欠乏症で、ポルトガルの探検家バスコ・ダ・ガマが1年間の航海中に6割の乗員の命をこの病気で失っています。

## ◎ビタミンCと免疫

細胞内や血清中のビタミンCはストレスや感染症で減少します。そしてビタミンCは白血球とくに好中球や単球の運動を刺激し、貪食機能を高めます。

健康な成人でビタミンCは抗微生物性、ナチュラルキラー（NK）細胞活性、リンパ球増加が認められています。高齢者ではビタミンCの細胞内濃度が減少し、好中球機能低下を来しますが、ビタミンC補充で改善し、細胞性免疫を高めます。とくに好中球機能や血清免疫グロブリン（Ig）値を上昇させます。抗ウイルス活性も生体内でビタミンCが有していているというエビデンスがあります（ブッカら、1992年）。

## ◎ビタミンCと呼吸器感染症

ビタミンCの感染予防効果に関しては、多くの介入試験で風邪の罹患期間や発症度が抑制されていることが示唆されています。しかし、風邪の重症度に及ぼす影響は結論が出ていませんでした。国立がん研究センターの笹月静ら（2006年）は5年間という長期のビタミンC服用による風邪の発症、期間などについて無作為に比較試験を行っています。低用量群（50ミリグラム／日）と高用量群（500ミリグラム／日）の2群に244人を無作為的に分けて検討した結果、一カ月あたり千人中の風邪の発症は低用量群で21・5人、高用量群で17・1人と後者で有意に発症予防効果が現れています。風邪の発症合計が3回以上となる相対リスクは、低用量群を1とすると高用量群では0・34と66％もの低下を示しています。しかし、重症度、期間とビタミンCとの間に相関は見られなかったとしています。

サプリメントで1グラム／日以上の服用では、感冒の罹患期間が短縮されているようです。さらに、ビタミンCサプリメントによる介入試験で肺炎のリスクが80％以上減少との報告もあります。

## ◎ビタミンCと新型コロナウイルス感染症

スペインのキスカノら（2020年）は成人の新型コロナウイルス感染症、ICU入院患者でARDSになった18例でビタミンC値を測定し、17例（94・4％）で1・5ミリグラム／リットル以下と検出できず、残りの1例も2・4ミリグラム／リットルと著しい低値でした。ちなみに一般健康人の正常値は5ミリグラム／リットルです。なお、全例生存しています。

同様に、アメリカのアービンテら（2020年）が重症ICU入院患者21例でビタミンC値、ビタミンD値を測定したところ、いずれも低値を示し、とくにビタミンC値は生存例（2例）に比べて死亡例（10例）は52・2歳対69・1歳と高齢で、ビタミンC値は29・

1対15・4マイクログラム／ミリリットルと低値を示していました。したがって、高齢とビタミンC低値が共存リスク因子であると結論付けています。

ヘミラら（2020年）は通常のICU入院患者のメタ解析で、ビタミンCの摂取が滞在期間を8％短縮し、他のメタ解析では人工呼吸が必要な患者でビタミンCの摂取が滞在期間を短縮させることを認めています。

ビタミンCの静脈注射治療の有用性についての報告もあり、アメリカのヒエドラーら（2020年）は治療の一部としてのビタミンC静脈注射例について、酸素吸入濃度（FiO2）が少なくとも30％以上必要であった重症7例で検討していますが、その結果、死亡例は2例（12％）で、炎症マーカーの著しい減少、血栓マーカー（D－ダイマー）の減少、酸素供給の減少が得られています。

ガオら（2021年）も高用量のビタミンC静脈注射で46％での酸素供給低下と死亡リスクの低下を認めています。

なお、フォンタナら（2020年）は重症新型コロナウイルス感染例で高濃度のビタミンCの静脈注射により、2例のシュウ酸腎症の発生を報告しています。体重1kg当たり50ミリグラムを1日4回の大量静注で、腎生検によりシュウ酸カルシウムの尿細管での結晶性沈着が特異的であると示し、注意を喚起しています。

## ◎ビタミンCとビタミンDとの関係

ビタミンD3を活性化物質にするには加水分解酵素が必要で、カンタトーレら（1991年）はヒトで、ビタミンCが生理的量（150ミリグラム）の場合に活性ビタミンD合成を促進し、多量（1000ミリグラム）では逆に合成が抑制されることを示しています。生理的量ではビタミンCが腎臓にある1α－ヒドロキシラーゼ酵素に直接作用してビタミンDの活性化に関与するとしています。

## ◎ビタミンCの多い食材（表21）

ビタミンCは野菜類や果物類やイモ類に多く含まれています。日本人の食事摂取基準は心血管系の病気や抗酸化作用効果から平均必要量は成人で1日85ミリグラム、推奨量は1日100ミリグラムですが、水溶性なのでより多く摂取する必要があります。なお、新型コロナウイルス感染症予防としての量は不明ですが、前述のように感冒に対しての1日500ミリグラム、サプリメント1グラムでの効果などから、内服としての有効性の確認は

①野菜類

| | mg | | mg |
|---|---|---|---|
| 赤ピーマン　生 | 170 | ルッコラ　生 | 66 |
| 油いため | 180 | モロヘイヤ　生 | 65 |
| めキャベツ　生 | 160 | ししとう　生 | 57 |
| ゆで | 110 | 大根　生 | 53 |
| なずな　生 | 110 | たくわん | 12 |
| ブロッコリー　生 | 140 | れんこん　生 | 48 |
| パセリ　生 | 120 | 万能ねぎ | 44 |
| カリフラワー　生 | 81 | キャベツ | 41 |
| カブ　生 | 82 | のざわな | 41 |
| ケール | 81 | ホウレンソウ　生 | 35 |
| 青ピーマン　生 | 76 | 小松菜　生 | 39 |
| 油いため | 79 | みずな　生 | 55 |
| にがうり | 76 | ミニトマト　生 | 32 |
| わさび | 75 | | |

②果物類

| | mg | | mg |
|---|---|---|---|
| アセロラ　生 | 1700 | スダチ（果実） | 40 |
| 〃 10%果汁飲料 | 120 | グレープフルーツ | 36 |
| グアバ　生 | 220 | ナツミカン | 38 |
| 〃 20%果汁飲料 | 19 | ダイダイ | 35 |
| ユズ | 160 | イヨカン | 35 |
| レモン | 100 | ミカン | 32 |
| カキ | 70 | メロン | 25 |
| キウイ | 71 | ドライマンゴー | 69 |
| ゴールデンキウイ | 140 | | |
| イチゴ | 62 | | |
| オレンジ(ネーブル) | 60 | | |
| パパイヤ | 50 | | |
| カボス | 42 | | |
| スダチ（果皮） | 110 | | |

**表21　ビタミンCの多い食材（可食部100gあたり）**

（文部科学省『日本食品標準成分表（八訂）増補』2023年より）

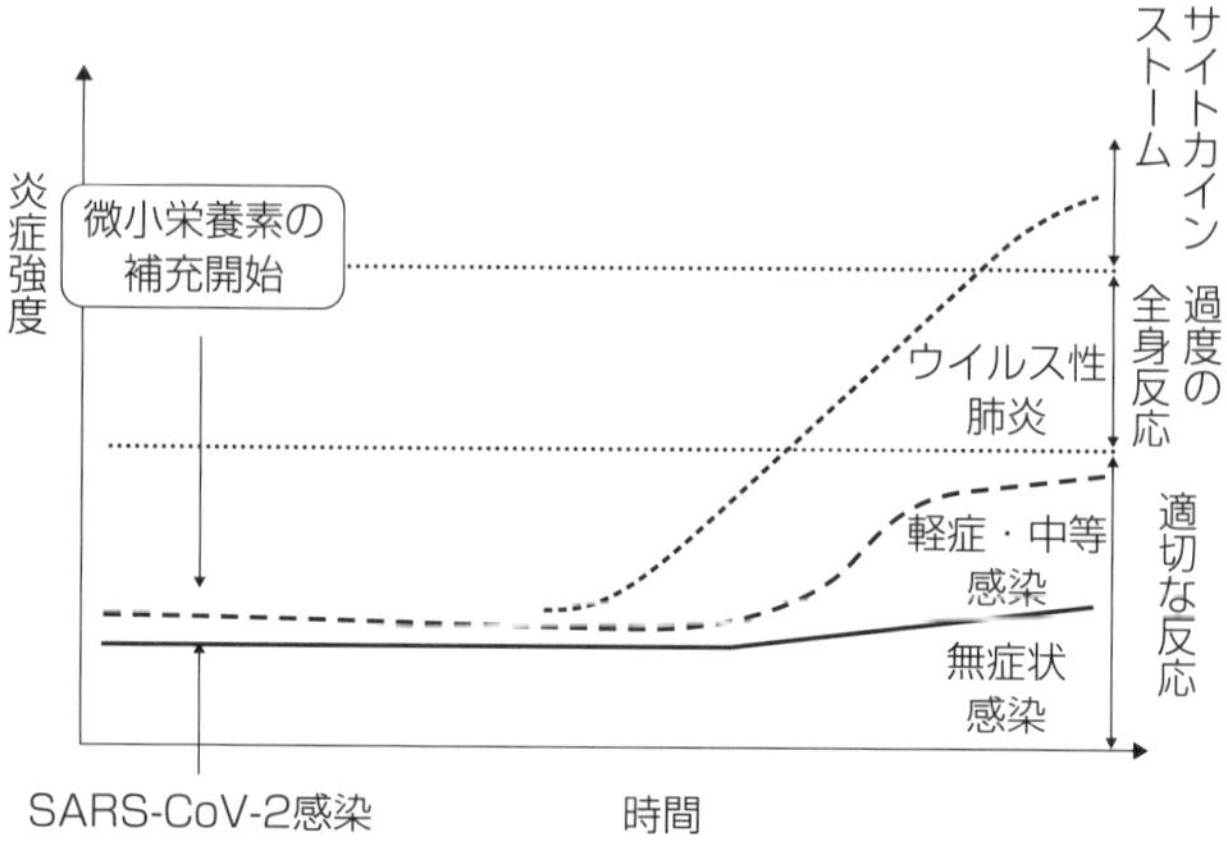


**図24　新型コロナウイルス感染症患者の炎症の程度に対する亜鉛、セレン、ビタミンDの補充**

（アレキサンダーら　2020年）

これからの課題です。

以上、ビタミンD、亜鉛、マグネシウム、セレン、オメガ3脂肪酸、ビタミンCの新型コロナに対する有効性を述べてきましたが、アレキサンダーら（2020年）は進行性新型コロナに対する抗ウイルス抵抗性を誘導するのには、亜鉛、セレン、ビタミンDの早期の栄養学的介入が必要としています（図24）。つまり、補充が早期に投与されれば免疫反応の改善、適切な炎症反応の保持によって予防的に働き、サイトカインのリスク低減、重症化の抑制が得られるであろうとしています。

# 第17章　非薬物的予防

## ◎唾液の分泌増強

　唾液の大半は水分で、微量の成分が歯の虫歯予防、消化作用など多彩な機能を持っていますが、他に抗菌物質や免疫グロブリンA（IgA：粘膜免疫のIgA抗体）が含まれています。血液中に最も多いIgGや感染時に作られるIgMなどの抗体は病原が体内に侵入してから作用しますが、IgAは感染予防の砦として大きい働きを持っています。例えば、遺伝性IgA欠損症では免疫不全により上気道感染にかかりやすくなります。

　健康な成人が1日に分泌する唾液量は1日1～1・5リットルとされています。しかし、加齢と共に唾液腺の活動が弱まり、唾液を作る細胞も減少するため、65～70歳を過ぎると分泌量の減少が著しくなります。

　2016年の厚生労働省の調査では、55歳以上で加齢ごとに「口が渇く」との訴えが増加し、65～74歳で10・9%、75～84歳で16・9%の症状となっています。

したがって、唾液腺マッサージが推奨されています。これは唾液腺を刺激し、活性化させる方法です（図25）。

①　耳下腺　こめかみの下の内側にあり、ここの頬を上下左右に動かします。

②　舌下腺　口底部の舌のすぐ下にあり、口の中で舌を前後左右上下に動かします。

③　顎下腺　顎（あご）の下の骨の内側にあり、その骨の内側の柔かい部分を円を描くように指先で押します。

特に入浴して血液の循環が良くなってから行うとより効果的です。

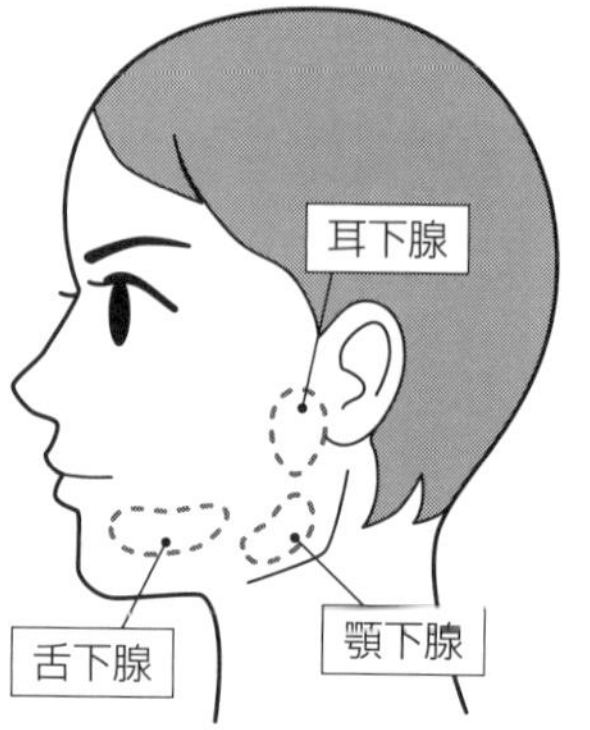

図25　三大唾液腺

さらに、酸性成分（レモン、梅干しなど）を想像するだけでも出てきます。

唾液腺のIgAは感染源（ウイルス、細菌など）に付着して、体内への侵入を阻止します。

新型コロナウイルスの細胞上のACE2受容体と結合する前に、IgAがウイルスの表面に付き、ウイルスと細胞の結合を防止する可能性があるとされています。また、２０２２年7月には、大阪公立大の研究グループがIgA以外にも唾液中の4種のタンパク質（エラスターゼ、ヒストンH2Aなど）が新型コロナウイルスの感染阻止の働きをすると発表しています。

外部から唾液腺を刺激する他に、唾液力の向上には自覚的に口を動かす、よく噛む、よく話すことも良いでしょう。

さらに、唾液腺は活性酸素に弱いので、唾液腺を守るために激しい運動は避け、適度な運動が大切です。具体的には1日3000歩くらい、できれば7000歩歩くと高齢者の方では唾液中のIgAの増加率が高いという報告もあります。活性酸素障害に対しては抗酸化物質（ビタミンA、C、Eなど）の摂取が役に立ちます。

最後に、水分の補給です。唾液の95%が水分なので、口の渇きがなくてもこまめに水分摂取をしましょう。

## ◎口腔ケア

新型コロナウイルスの感染防止が期待される国内既存薬として、酵素の一種セリンプロテアーゼの働きを阻害するナファモスタット（フサン）があります。セリンプロテアーゼとは細胞壁を分解し、ウイルスが気道粘膜から細胞に侵入しやすくする特性を持つタンパク質分解酵素（プロテアーゼ）の一種で、インフルエンザ発症や重症化を招きやすくする酵素としても知られています。

　実は、このプロテアーゼは人の口腔内にも存在していて、口腔内ケアを怠るとどんどん増えてウイルスの感染リスクを高めるのです。しかも、歯周病菌などの病原菌はこのプロテアーゼを増やしてウイルスを粘膜から細胞内に侵入しやすくします。適切な口腔ケアによって、口腔内細菌数が減ると、プロテアーゼだけでなく、インフルエンザウイルスの感染拡大酵素であるノイラミニダーゼの働きも抑えます。新型コロナウイルスに関しては、口腔内には粘膜上皮細胞にＡＣＥ２受容体とトランス膜プロテアーゼ・セリン２（ＴＭＰＲＳＳ２）が共に発現しており、感染する可能性が指摘されています（坂口ら、２０２０年）。フヤングら（２０２１年）は口腔粘膜上皮細胞でのＳタンパクの存在やウイルスの複製を証明し、口腔は新型コロナウイルス感染の原因となる部位であるとともに、保存部位であることが明らかになりました。

　新型コロナウイルス非感染者の唾液中にはウイルスに対する交叉IgAを保持する人が約50％存在し、中和能が認められています。

　２０２１年から、11月28日は「いい唾液（ツバ）の日」に登録され、唾液研究の進むことが期待されています。

口腔ケアには歯磨きが大切です。一番良い時間帯は就寝前と朝起床直後です。寝ている間に口腔内細菌やウイルスが増加し、しかも唾液が出ず口腔乾燥が生じるからです。さらに、1日3回、毎食後に磨けばさらに良いでしょう。

## ◎歯磨き成分、口腔洗浄成分

フチヤマ－マキノら（2021年）は通常の歯磨き成分や口腔洗浄成分がウイルスのSタンパクとACE2との関係、トランス膜プロテアーゼ・セリン2（TMPRSS2）のセリンプロテアーゼに対しての抑制効果を特殊な測定方法で検討して、種々の発泡剤かつ表面活性剤、活性成分を持つ表面活性剤などがACE2の阻止結合部に結合することを示唆しています。他に、一部の成分はセリンプロテアーゼ阻止作用があり、TMPRSS2抑制効果などを示しています。

歯磨き製剤にも口腔洗浄成分が一部には含まれていますが、抗ウイルス作用のあることはこれまでの研究でも示唆されていました。したがって、歯磨き、口腔洗浄剤を用いての毎日の口腔ケアは、新型コロナ感染予防に有用である可能性が考えられます。今後は、口腔機能細胞や気道粘膜細胞を用いての抗ウイルス感染実験や、疫学的研究が期待されます。

## ◎唾液中のIgAを増やす食材

ヨーグルト摂取で唾液中のIgAが増え、インフルエンザウイルスに対抗できることが報告されていますが、乳酸菌やビフィズス菌などの善玉腸内細菌（プロバイオティクス）やその餌（難消化性食品成分：プレバイオティクス）がもたらす腸管免疫の賦活性によるもので、腸・唾液腺相関と呼ばれています。酢酸や酪酸などの短鎖脂肪酸は大腸に到達した食物繊維やオリゴ糖を腸内細菌で代謝することで生成され、唾液中のIgA増加に関与している可能性が推定されています。ヨーグルト以外にも食物繊維や発酵食品（納豆など）がIgA増加に役立つようです。納豆抽出物は試験管内での試験で、ウイルスのタンパクを分解するプロテアーゼを保有していることがわかり、新型コロナウイルス感染を抑制する可能性を示しています（オバら、２０２１年）。

## ◎日常生活を規則的に送るための11カ条

新型コロナウイルス感染症パンデミック下におけるメンタルヘルスの維持に関する国際

学会の提言が公式サイトに掲載されています。最も重要視するものは体内時計のリズムで、自宅待機や在宅勤務などで生活リズムが乱れることで生じる、恐怖心や不安感を和らげるための自己管理としてまとめています（表22）。現在はコロナ対策の規制も緩和されていますが、健康生活を送るためには良い指針ともいえます。

さらに、身体活動は免疫機能を高め、炎症を低下させることが知られています。この意味で坐位生活は入院新型コロナウイルス感染症患者の死亡の独立した危険因子であり、重症化予防にも運動の有用性が挙げられています（エイツら、２０２１年）。加えて、歩行のペースが重症例の強力な危険因子とみとめられ、歩行の遅い人はリスクが高いとされています。積極的な身体活動が必要です。

**表22　日常生活を規則的に送るための11カ条**

1. 毎日のルーチンワークを設定する
2. 毎日同じ時刻に起床する
3. 毎日、一定時間を屋外で過ごす
4. 外出が困難なら、窓際で日光浴をする
5. 毎日行う活動は時間を決める
6. 毎日運動をする
7. 毎日の食事時間を同じにする
8. 人との交流を図る
9. 昼寝は避ける
10. 夜間の明るい光は避ける
11. 起床・就寝時刻を決める

## おわりに

新型コロナウイルスの感染が勃発して早くも4年以上が過ぎ、第九波までのくり返しが続きました。その間、優れたワクチンや治療薬が利用され、その上、マスク着用、消毒、ソーシャルディスタンス、三密禁止、換気などウイルス曝露機会を減らす予防が効果を挙げました。

しかし、不顕性（症状の現れない）感染などを考えると新型コロナウイルス感染症の終わりはまだまだ難しいようです。したがって、人間の側でウイルス感染への抵抗力を高める対策が必要であり、抗ウイルス作用、免疫調節作用、抗炎症作用などのある機能的栄養成分の利用が期待されます。その中で、エビデンスの高いものとしてビタミンD（VD）、亜鉛（Zn）、マグネシウム（Mg）、セレン（Se）、オメガ3脂肪酸（ω-3）、ビタミンC（VC）などが挙げられます。

今後も新型コロナウイルス感染症の対策は緩和されたといえども継続されるでしょうが、この感染症の特徴を正しく理解されれば決して恐れることはありません。感染リスクに対する予防ならびに重症化回避としてこのような成分を食材から、場合によってはサプリメントから摂取することを考えてもよいでしょう。なお、なるべく簡明に解説したつもりですが、わかりにくい点もあり、要点のみ読んで頂いてもかまいません。

世界の人々がコロナに悩まされず、さらには戦争のない生活に早く戻れることを祈念してやみません。

令和六年一月

齋藤　嘉美

**齊藤　嘉美（さいとう　よしみ）**
1932（昭和7）年、東京生まれ。東京大学医学部卒業。元・東京大学医学部講師。成和会介護老人保健施設「むくげのいえ」名誉施設長。医学博士。

健康長寿における食事の重要性の啓発活動にも長年力を入れており、『ビタミンDは長寿ホルモン』『日本人に多いガンから身を守る』『心身ともに健康で長生きする法』『魚と生活習慣病』『果物と生活習慣病』『タマネギはガン・心血管病・ぜんそく・骨粗鬆症にも有効』『栄養＋運動で筋肉減少症に勝つ』（いずれも（株）ペガサス）など著書多数。

# 新型コロナウイルス感染症に対抗する栄養成分

2024年2月28日　第1刷発行

著　者　　齊藤　嘉美
発行者　　八重　貴行
発行所　　株式会社ペガサス
〒171-0021
東京都豊島区西池袋1-5-3　エルグビル6階
TEL. 03-3987-7936
印刷・製本　　モリモト印刷株式会社

Printed in Japan　ISBN978-4-89332-074-2